Nora Kircher • Cholesterinarm leben

Nora Kircher

Cholesterinarm leben

Praktischer Ernährungsratgeber bei zu hohem Blutfett – mit über 150 Rezepten

Edition GesundheitsSchmiede

Vertrieb: Walter Hädecke Verlag, D-71263 Weil der Stadt

Umschlaggestaltung: Antje Jaruschewski, Oldenburg
Titelbild: iStockphoto (Fotograf: A. M. Varela)
Titelbild Tellergericht: Archiv Hädecke (Chris Meier BFF, Stuttgart)
Satz: Arnold & Domnick, Verlagsproduktion, Leipzig

MIX Aus verantwortungsvollen Quellen FSC www.fsc.org FSC® C014138

Gedruckt auf FSC-Papier aus nachhaltiger Forstwirtschaft und Holz aus kontrollierter Herkunft.

Printed in EU

ISBN 978-3-7750-0714-6

Inhaltsverzeichnis

Einleitung

Einen zu hohen Cholesterinspiegel spüren und sehen Sie nicht. Zu spüren bekommt man ihn erst, wenn es fast schon zu spät ist, es also zu einer der „Spätfolgen“, nämlich einem Herzinfarkt oder Schlaganfall gekommen ist. Genau das macht die Einhaltung der Diät so schwierig. Da jedoch die Folgen schwerwiegend sein können, ist die richtige Ernährung wichtig.

Zuerst wird sie Ihnen umständlich vorkommen, und Sie werden die Diät als Einschränkung empfinden. Sie können aber sicher sein, dass die neue Ernährung für Sie ganz alltäglich und normal wird, sobald Sie gelernt haben, welche Lebensmittel Ihnen erlaubt sind. Sie werden bewusster einkaufen und essen. Dabei werden Sie viele neue Dinge entdecken. Das Ausprobieren von neuen Gerichten kann zu einem Vergnügen werden. Ihre Küche wird wahrscheinlich reichhaltiger, leckerer und auf jeden Fall gesünder.

Der Anfang wird Ihnen vielleicht etwas schwer fallen, aber seien Sie sicher – ich spreche aus Erfahrung –, die cholesterinarme Ernährung wird für Sie schon bald zum ganz normalen Alltag gehören.

Ich darf zum Beispiel kein heimisches Getreide, keine Milchprodukte und auch kein Ei, Fisch oder Fleisch essen und empfinde das keineswegs als Minderung meiner – wie ich finde – guten Lebensqualität.

Vielleicht gehören Sie zu den Personen, die mittags schnell eine Bratwurst mit Pommes verzehren. Wobei ich glaube, dass es diese Menschen vor allem in deutschen Fernsehkrimis gibt. Pommes und Bratwurst sind die schlimmsten Übeltäter. Trotzdem müssen Sie nicht darauf verzichten. Gegen gelegentlich eine Bratwurst mit Pommes spricht nichts, wenn Sie die Pommes mit Erdnussöl frittieren. Mehr dazu im entsprechenden Kapitel.

Eine cholesterinarme Diät bedeutet auch nicht, dass Sie cholesterinreiche Genussmittel gar nicht mehr essen dürfen, das ist nur eine Frage der Menge und Häufigkeit. Kochen Sie auch nicht extra für die Person, die diese Diät einhalten muss, denn es ist für niemanden schädlich, sich cholesterinarm und gesund zu ernähren. Bei Butter, fetteren Käse- und Wurstsorten können sie natürlich eine Ausnahme machen.

Sollten Sie sich einmal bedauern, oder andere tun dies, denken Sie daran, dass es sehr viele Menschen auf der Erde gibt, die froh wären, wenn sie überhaupt etwas zu essen hätten.
Hypercholesterinämie oder auch Dyslipidämie, also zu viel Cholesterin im Blut, ist eine der sogenannten Zivilisationskrankheiten und häufig kombiniert mit zu hohem Blutdruck, zu hohem Blutzucker und Übergewicht. Man spricht dann vom Metabolischen Syndrom.
Zivilisationskrankheit wird es genannt, weil diese Störungen in den meisten Fällen von reichhaltiger Ernährung und Mangel an Bewegung kommen. In Hungerzeiten und -gegenden kommt der zu hohe Cholesterinspiegel oder gar das Metabolische Syndrom seltener vor. Natürlich gibt es auch immer die Neigung zu erhöhtem Risiko oder eine erbliche Belastung. Aber auch in diesen Fällen ist eine cholesterinarme Diät sehr wichtig.

Nora Kircher

Über Cholesterin

Ursachen für den hohen Cholesterinspiegel

Neben dem ernährungsbedingten hohen Cholesterinspiegel gibt es die Veranlagung dazu. Sie wird vererbt, ist also genetisch vorbestimmt, lässt sich aber trotzdem durch eine gesunde Ernährung beeinflussen. Leider reicht das aber oft nicht aus. Wenn Sie davon betroffen sind, sollten Sie neben der Ernährungsumstellung pflanzliche Präparate einnehmen und ihren Cholesterinspiegel beobachten. Dazu genügt eine Blutentnahme. Erst wenn alle gesunden und natürlichen Maßnahmen nicht ausreichen, würde ich, neben der Diät, ein „chemisches" Medikament einnehmen.

Folgen eines zu hohen Cholesterinspiegels

Ein lang andauernder zu hoher Cholesterinspiegel im Blut führt zu kleinen anhaftenden Fettpfropfen in den arteriellen Blutgefäßen (Arterien, sauerstoffangereicherte Blutgefäße). An diesen „Hindernissen" bleibt im Laufe einer langen Zeit Kalk hängen und es kommt zu festsitzenden Engstellen in den Arterien – zur Arteriosklerose – mit schwerwiegenden Folgen wie beispielsweise Herzinfarkt und Schlaganfall. In beiden Fällen werden Areale im Herz, beziehungsweise im Gehirn plötzlich nicht oder kaum mehr durchblutet. Je nachdem wie lange und intensiv diese Mangeldurchblutung ist, treten verheerende Schäden auf. In den meisten Fällen gibt es allerdings Vorwarnungen, das heißt, es kommt zu Herzbeschwerden, oftmals als Enge empfunden, oder im Gehirn zu einseitigen Sensibilitätsstörungen, die aber allesamt häufig missachtet werden.
Sind die Gefäße verengt, was man mit Hilfe einer speziellen Ultraschall-Untersuchung (Gefäßdoppler) feststellen kann, macht es natürlich sehr viel Sinn, den Cholesterinspiegel zu senken und je nach Schweregrad der Verengung, auch einen Blutgerinnungshemmer (im Volksmund Blutverdünner) einzunehmen.

Weitere Bezeichnungen

- Blutfettwerte, erhöht
- Cholesterinämie (erhöhte Blutfette)
- Dyscholesterinämie (falsches Cholesterin im Blut)
- Dyslipidämie (falsches Fett im Blut)
- Hypercholesterinämie (zu hoher Cholesterinspiegel im Blut)
- Hypertriglyzerinämie (zu hoher Triglyzerinspiegel im Blut)
- Hyperlipoproteinämie (zu viel Fett und Eiweiß im Blut)
- Lipoproteinämie (Fett und Eiweiß im Blut)

Blutentnahme

Cholesterinwerte im Blut werden natürlich im Blut untersucht. Dabei wird auch oftmals nur der Gesamtcholesterinwert gemessen. Bestehen Sie aber auf einer Differenzierung. Lassen Sie sich alle drei der unten genannten Werte geben, also: HDL, LDL und Triglyzeride.
Ihr Blut darf für diese Blutentnahme nicht länger als 3 Minuten gestaut werden und Sie müssen „nüchtern" sein. Nüchtern heißt in diesem Fall, dass etwa 12 Stunden vorher keine Nahrung aufgenommen werden darf. Wasser ist erlaubt und erwünscht.

Was bewirkt Cholesterin?

Dies ist ein lebenswichtiges Blutfett mit verschiedenen Funktionen, zum Beispiel als Isolierschicht der Nervenzellen und Baustein der Zellwände. Es bildet außerdem die verdauungsfördernde Gallensäure, es hilft bei der Bildung des für die Knochen wichtigen Vitamins D und es ist wichtig für diverse Hormone.
Es wird zwischen Triglyceriden, LDL- und HDL-Cholesterin unterschieden.

LDL-Cholesterin (Low Density Lipoprotein)

LDL-Cholesterin ist in allen Fetten mit gesättigten Fettsäuren enthalten, beispielsweise in fetten Milchprodukten, tierischen Fetten und Fleisch sowie Eigelb, Palm- und Kokosfett.

Es hat die Eigenschaft, sich an den Wänden der Blutgefäße festzusetzen. An diesen kleinen „Fettstellen“ in den Blutgefäßen haftet Kalk an. Das führt dann zur Arteriosklerose, also zur Gefäßverkalkung.
Solange aber noch keine Verkalkung eingesetzt hat, können die Gefäße wieder frei und gesund werden. LDL-Cholesterin in der Nahrung ist also unbedingt zu meiden.

HDL-Cholesterin (High Density Lipoprotein)

HDL-Cholesterin ist in den ungesättigten Fettsäuren enthalten und wichtig für die Reinigung der Gefäßwände. Es ist beispielsweise in kaltgepresstem, nicht erhitzten Distelöl und Fischöl (Omega 3) enthalten und hilft, das „ungesunde“ LDL- Cholesterin aus den Gefäßen zu schwemmen.
Der HDL-Cholesterinwert ist meistens zu niedrig, wenn der LDL-Wert zu hoch ist.
Wenn Sie, wie viele Menschen, LDL und HDL ständig verwechseln, so merken Sie sich einfach: Das „H“ in HDL steht für Herz und „HDL ist für Ihr Herz gesund“.

Triglyceride

Triglyzeride sind Verbindungen aus 3 (= Tri) Glyceriden, das sind Verbindungen aus Glycerol mit Fettsäuren. Glycerol ist vor allem in den Körperfetten enthalten und dient diesen dort als Energiereserve.
Dieses „Fett“ nimmt man über das Fett in der Nahrung auf, aber auch die Leber kann aus Stärke und Zucker selbst ungesunde Triglyzeride bilden.
Heute wird der zu hohe Triglyzerinwert als der „gefährlichste Blutfettwert“ angesehen. Ein Wert über 1000 kann sogar zu einer Bauchspeicheldrüsenentzündung führen.

Richtgrößen für Cholesterinwerte

Nicht alleine der zu hohe LDL-Cholesterinwert erhöht das Risiko für Gefäßverschlüsse – also das Herzinfarkt- und Schlaganfallrisiko. Förderlich dafür sind auch Rauchen, Übergewicht, Bluthochdruck, Diabetes und Bewegungsmangel. Vor allem die Kombination all dieser Faktoren ist auf die Dauer gefährlich.

Die Richtgrößen für Cholesterinwerte werden allerdings gerne von der Pharmaindustrie niedrig angesetzt, damit möglichst viele Menschen Cholesterinsenker einnehmen.

Menschen, die keine weiteren Risikofaktoren haben, sollten unterhalb dieser Werte liegen:
- Gesamtcholesterin: unter 250 mg/dl beziehungsweise 6,5 mmol/l*
- LDL: unter 160 mg/dl beziehungsweise 4,0 mmol/l
- HDL: über 40 mg/dl beziehungsweise 1,0 mmol/l
- Triglyzeride: 150 mg/l oder 1,7 mmol/l

Teilen Sie den Wert LDL durch den Wert HDL. Ist der Wert dann unter 4 müssen Sie sich keine Sorgen machen.

Raucher mit hohem Blutdruck sollten unterhalb dieser Werte liegen:
- Gesamtcholesterin: unter 200 mg/dl beziehungsweise 6,5 mmol/l
- LDL: unter 130 mg/dl oder 4,0 mmol/l
- HDL: über 40 mg/dl oder 1,0 mmol/l
- Triglyzeride: 150 mg/l oder 1,7 mmol/l

Teilen Sie den Wert LDL durch den Wert HDL. Ist der Wert dann unter 3 müssen Sie sich keine Sorgen machen.

Menschen mit der Kombination aller Risikofaktoren, einem Herzinfarkt oder Schlaganfall, sollten unterhalb dieser Werte liegen:
- Gesamtcholesterin: unter 180 mg/dl beziehungsweise 6,5 mmol/l
- LDL: unter 100 mg/dl beziehungsweise 4,0 mmol/l
- HDL: über 40 mg/dl beziehungsweise 1,0 mmol/l
- Triglyzeride: 150 mg/l oder 1,7 mmol/l

Teilen Sie den Wert LDL durch den Wert HDL. Ist der Wert dann unter 2 müssen Sie sich keine Sorgen machen.

---

* mg/dl und mmol sind verschiedene Angaben für die Konzentration eines Stoffes im Blut. International üblich ist heute die Angabe in mmol.

Faktoren für einen zu hohen LDL-Cholesterinwert

Außer falscher Ernährung können – in wenigen Fällen – folgende Ursachen für einen zu hohen LDL- Wert verantwortlich sein:

- Angeborene Fettstoffwechselstörung
- Diabetes
- Fehlfunktionen der Schilddrüse
- Leberstörungen
- Nierenstörungen

Gefördert wird der zu hohe LDL-Cholesterin- und Triglyzerinwert durch:

- Übergewicht
- Bluthochdruck
- Bewegungsmangel
- Rauchen
- Stress
- Viel Süßigkeiten
- Lebensmittel mit zu hohen LDL-Cholesterinwerten.

Ernähren Sie sich fett- und cholesterinärmer, alkoholfrei und zuckerarm. Dabei wird Ihnen dieses Buch helfen. Die tägliche Aufnahme von 300 mg LDL-Cholesterin sollte nicht überschritten werden.

Was Sie sonst noch machen können

Sie sollten bei Übergewicht versuchen, Ihr Gewicht zu reduzieren. In den meisten Fällen wird Ihnen eine cholesterinarme Diät dabei helfen, ohne, dass Sie eine weitere Diät einhalten müssen. Zusätzlich sollten Sie auf den Kalorien- bzw. Joulegehalt der Lebensmittel achten. Cholesterinfreie Lebensmittel haben oft trotzdem viele Kalorien, z. B. Avocado oder frische und getrocknete Bananen.

Sofern Sie rauchen, schränken Sie es ein, oder hören Sie ganz damit auf.

Denken Sie darüber nach, wo die Ursachen für Ihren Stress liegen, und überlegen Sie, wie Sie Ihr Leben oder Ihre Arbeit verändern können.

Bewegen Sie sich etwas mehr. Vermeiden Sie Fahrstühle, gehen Sie häufiger zu Fuß oder machen Sie täglich ein paar Minuten Bewegungsübungen oder Gymnastik.

Wenn Sie dazu keine Lust haben, wird Ihnen ein kurzer Spaziergang täglich an der frischen Luft auf jeden Fall sehr gut tun.

Fahren Sie Bus oder U-Bahn? Steigen Sie eine Station vor Ihrem Ziel aus und gehen Sie den Rest zu Fuß.
Fahren Sie über Land zur Arbeit? Halten Sie an einer schönen Stelle an und drehen Sie eine „Runde“ zu Fuß. Sie werden Ihr Ziel entspannter erreichen und es kostet Sie nur 10 Minuten.
Haben Sie eine lange Mittagspause? Gehen Sie einmal um den Häuserblock.
Sicher fällt Ihnen zu Ihrem Lebensrhythmus eine solche kleine Pause ein, die Ihnen nur wenige Minuten Zeit nimmt, dafür aber viel Gesundheit schenkt.
In Japan wurde in einer Studie entdeckt, dass der tägliche Genuss von Grünem Tee den Cholesterinspiegel senkt, Ähnliches wurde auch beim regelmäßigen Genuss von Sojaprodukten festgestellt.
Die US-Amerikaner fanden heraus, dass die cholesterinarme Diät durch eine tägliche Kalziumgabe unterstützt wird. Doch Vorsicht mit zuviel Kalzium, denn es kann zu Nierensteinen und zuviel Kalzium in den Knochen führen.
Ebenfalls aus den Vereinigten Staaten kommt die Erkenntnis, dass Walnüsse den Cholesterinspiegel senken. Ein durchaus verlockender Gedanke.

Pflanzliche Cholesterinsenker

Außer Unverträglichkeiten gibt es keine Nebenwirkungen bei pflanzlichen Cholesterinsenkern. Es kann bei Medikamenten aus Soja und Omega-3-Fettsäuren zu Wechselwirkungen mit Gerinnungshemmern, wie beispielsweise Marcumar, kommen. Das ist nicht unwichtig, denn diese Medikamente werden oft eingesetzt.
Es ist sinnvoll, wenn eine Diät zur Cholesterinsenkung nicht ausreicht, diese pflanzlich zu unterstützen:

- *Artischocke* ist wohl der wirkungsvollste pflanzliche Cholesterinsenker und wird von vielen Herstellern in Form von Kapseln oder Tabletten angeboten.
- *Phospholipide aus Sojabohnen* werden ebenfalls als Kapseln oder Tabletten angeboten. Dieser Bestandteil der Sojabohne kann durchaus mit Artischocke kombiniert werden.
- *Omega-3-Fettsäuren* werden aus Fischöl gewonnen. Auch hier gilt, dass die Kapseln mit Artischocke kombiniert werden können.
- *Mariendistel* schützt vor allem die Leber, welche an der Gallenproduktion beteiligt ist. Galle wird zur Fettverdauung benötigt.

- *Curcuma* ist der Hauptbestandteil des Gewürzes Curry und regt die Fettverdauung an. Curcuma gibt es nicht nur als Pulver, es wird inzwischen auch als Kapsel angeboten.

Zusätzliche Unterstützung zur Cholesterinsenkung

- *Ingwer* als Tee schmeckt milder, als man zunächst glaubt. Die cholesterinsenkende Wirkung ist nicht sehr stark. Ingwer hat aber so viele gute Eigenschaften, dass es sinnvoll ist, täglich eine Tasse Ingwertee zu trinken. Ingwer regt die Verdauung an und damit auch die Fettverdauung. Ganz nebenbei hilft es gegen allerlei Magenverstimmungen und Übelkeit. Für Tee ein kleines Ingwerstück, gerieben oder kleingeschnitten, mit heißem Wasser übergießen.
- *Grüner Tee*, regelmäßig über viele Monate getrunken, trägt zur Cholesterinsenkung bei.
- *Walnüsse/Baumnüsse* haben eine hohen Anteil mehrfach ungesättigter Fettsäuren und zusätzlich einen positiven Einfluss auf die Elastizität der Blutgefäße. Täglich etwa 10 Walnüsse sollten ausreichen. Allerdings haben sie auch sehr viele Kalorien.
- *Knoblauch* gilt ebenfalls als Cholesterinsenker, hat aber den Nachteil, dass das regelmäßige Essen von Knoblauch einsam macht. Den Körpergeruch mag nicht jeder. Knoblauchkapseln führen nur zu geringem Körpergeruch.
- *B-Vitamine* in Form von Multivitaminpräparaten sind gesund für die Blutgefäße und tragen damit zur Verhinderung von Arteriosklerose bei.

Chemische Cholesterinsenker

Weit verbreitet und „einfach“ ist leider die Einnahme chemischer Cholesterinsenker. Man ernährt sich „ungesund“, um das dann mit einer Tablette zu richten?
Ich nenne hier keine entsprechenden Medikamente, denn ich setze sie nicht ein und außerdem haben Sie dieses Buch gekauft, um gerade diese Medikamente zu vermeiden.
Eine gesunde cholesterinarme Ernährung ist nicht wirklich schlimm, zumal eine „Sünde“ in Ausnahmen kein Problem darstellen.

Lebensmittelkunde

Cholesterin in tierischen Produkten

Eigelb hat einen hohen Cholesterinwert und sollte nur in geringer Menge gegessen werden. Ein Kuchen mit 3 Eiern wird ja ohnehin nicht auf ein Mal verzehrt. Aber ein Kuchenstück täglich wäre auch nicht so gut, jedoch problemlos einmal in der Woche.
Fleisch enthält unterschiedlich viel Cholesterin und sollte deshalb reduziert werden.
Hierfür können Sie entweder täglich eine geringe Fleischmenge essen oder nur an ein oder zwei Tagen eine „normale" Menge. Einen guten Überblick bietet Ihnen die Tabelle „Cholesterinwerte einiger Nahrungsmittel auf Seite 29 ff.
Ganz verzichten sollten Sie auf Innereien oder Hirn. Für die meisten Menschen ist das wohl kaum ein großer Verzicht.
Alle Produkte, die aus Milch hergestellt werden, enthalten Cholesterin (auch Butter und Butterschmalz). Je höher der Fettgehalt, desto höher der Anteil an gesättigten Fettsäuren und somit Cholesterin. Bei sehr hohem Cholesterinspiegel sollte am besten vollständig auf *alle* Milchprodukte verzichtet werden. Liegt der Wert im Grenzbereich, sollten Sie auf alle *fetten* Milchprodukte verzichten. Der Fettanteil steht auf jeder Verpackung. In Käsegeschäften oder -abteilungen können Sie nach dem Fettgehalt fragen.
Eine kleine Menge Butter auf dem Brot ist bei leichter Diät erlaubt. Kritischer ist es allerdings, größere Menge zum Verfeinern von Gemüse einzusetzen. Hier würde ich Speiseöl bevorzugen. Dazu später mehr.

Fertiggerichte

Vorsicht vor jeder Art Fertiggericht. Ein Blick auf die Verpackung ist immer wichtig. Da Fett die meisten Gerichte im Geschmack verbessert, muss ein Blick auf die Inhaltsangabe klären, ob und wieviel Fett enthalten ist. Vorsicht vor Kokos- und Palmfett oder wenn das „Fett“ nicht näher beschrieben wird. „Pflanzliche Fette“ müssen nicht zwangsläufig auch gesunde pflanzliche Fette sein.
Ganz besonders cholesterinreich sind Pommes frites und andere in Fett gebackene Lebensmittel, denn dafür werden Fette mit einem hohen Anteil gesättigter Fettsäuren verwendet. Besser geeignetes Erdnussöl ist den meisten Lokalen, Schnellrestaurants und Imbissbuden zu teuer.

Alkohol und Zucker

Alkohol im Übermaß erhöht den Triglyzerinwert. In Maßen spricht nichts gegen den Genuss von Alkohol.
Zucker ist sehr kohlenhydratreich. Bei einer amerikanischen Studie wurde festgestellt, dass Testprobanten, die weniger Kohlenhydrate – also auch Zucker – aßen, einen niedrigeren Cholesterinwert im Blut hatten, als die Probanten, deren Kost kohlenhydratreich war. Auch hier gilt: Nichts spricht gegen einen Genuss in Maßen.

Käse, Milchprodukte

Fettarmer Käse ist erlaubt, wobei fettreicher besser schmeckt. Reduzieren Sie entsprechend die Verzehrmenge.
Die Fettmenge ist entscheidend für den Cholesteringehalt des Milchprodukts. Leider ist es aber so, dass nicht ganz einfach die direkte Fettmenge auf der Verpackung steht, sondern: *Fett in Trockenmasse*, „Fett i. Tr.“
Diese Bezeichnung bezieht sich auf den Fettgehalt der trockenen Käsemasse (Fettgehaltsstufe).
Die Käseverordnung schreibt zwei Einteilungsprinzipien vor:
Fettgehaltsstufe: Die Käsemasse ohne Wasser wird in zwei Gruppen eingeteilt: fette und fettfreie Masse. Der Fettgehalt in der fetten Trockenmasse bestimmt die Fettgehaltsstufe.

Käsegruppe: maßgeblich ist hier der Wassergehalt in der fettfreien Käsemasse. Der tatsächliche Fettgehalt kann wie folgt errechnet werden:
Die Zahl bei „Fett i. Tr." wird mit folgenden Werten multipliziert:
bei Frischkäse mit 0,3
bei Hartkäse mit 0, 7
bei Schnittkäse mit 0,6
bei Weichkäse mit 0,5
Hier ein Beispiel: *Schnittkäse Gouda 45 % i. Tr.*: 45 x 0,6 = 27 % (tatsächliches) Fett im Gouda. Je höher die Fettgehaltsstufe, desto höher ist auch der Cholesteringehalt.

Wurst

Fettarme Wurst ist erlaubt. Sogenannte „Schlachtwurst" ist in der Regel sehr fetthaltig. Die Fettangabe auf Verpackungen, oder sofern Sie danach fragen, ist nicht so kompliziert wie bei Käse. Die Prozentzahl entspricht der Menge. Schweinefleisch ist am fetthaltigsten. Auch, wenn Fett nicht sichtbar ist, denn es ist gut verteilt und nicht nur als Schwarte sichtbar.
Unten habe ich eine Auswahl cholesterinarmer Wurstsorten aufgelistet. Viele, die nicht verzeichnet sind, werden Sie ableiten können.

Geflügel

Die Haut und das Fett darunter ist bei Geflügelfleisch am fettreichsten und damit auch sehr cholesterinhaltig. Entfernen Sie die Haut nach dem Zubereiten, und Sie dürfen Geflügelfleisch essen.

Cholesterin in Fisch

Die meisten Fische, insbesondere aus kalten Gewässern, enthalten Omega-3-Fettsäuren, die zur Erhöhung des gesunden HDL-Spiegels beitragen. Es macht also Sinn, trotz des hohen Gesamtcholesterinwertes, ein- bis zweimal in der Woche Fisch zu essen.

Cholesterin in Gemüse und Obst

Gemüse und Obst ist cholesterinarm oder -frei mit Ausnahme von gesättigten Fetten wie Kokos- und Palmfett.
Wenn Sie es gewohnt sind das Gemüse mit Butter zu verfeinern, sollten Sie stattdessen ein Speiseöl mit einem hohen Anteil an mehrfach ungesättigten Fettsäuren verwenden. Mehr dazu im entsprechenden Kapitel.
Botanisch ist Gemüse übrigens eine einjährige Pflanze und Obst eine mehrjährige. Deshalb gehören beispielsweise Avocados zum Obst und nicht zum Gemüse – sie wachsen auf Bäumen.

Cholesterin im Ei

Ich glaube, die Frage nach dem Cholesterin im Ei und die Wirkung auf den Cholesterinspiegel im Blut wird diskutiert, seit es die Erkenntnis gibt, dass Cholesterin im Blut schlecht für die Blutgefäße ist. Es gibt Studien, die belegen, dass es keinen Einfluss hat, so wie es auch Studien gibt, die das widerlegen. Möglicherweise erklärt die Tatsache, dass jeder Mensch Eier anders verstoffwechselt, diese Diskussion.
Sicher spricht nichts dagegen, gelegentlich ein Ei zu essen, pur, in Kuchen oder Waffeln. Probieren Sie es mit der von Ihnen bevorzugten Menge neben der allgemeinen cholesterinarmen Kost und warten Sie die Ergebnisse der nächsten Blutuntersuchung ab. Sind diese noch unbefriedigend, probieren Sie es ein paar Wochen mit reduzierter Eiermenge. Die Blutwerte der folgenden Untersuchung werden für Klarheit sorgen.

Cholesterin in Nüssen

Nüsse und Kerne enthalten zwar alle viel Fett, welches aber vor allem aus ungesättigten Fettsäuren besteht und deshalb sogar gesund und wichtig für den Körper ist. Es trägt zur Erhöhung des gesunden LDL-Spiegels bei und enthält viele wichtigen Vitamine und Spurenelemente.

Getreide

Alle Getreide sowie Buchweizen, Quinoa, Amaranth, Sesam, Sonnenblumenkerne und Leinsaat sind cholesterinfrei.

Kuchen, Brot, Gebäck

Bei Kuchen und Gebäck hängt der Cholesteringehalt von der Butter und Eiermenge im Teig ab. Backen Sie Kuchen mit wenig Eiern. Verwenden Sie statt Butter oder Margarine ein gutes Speiseöl wie beispielsweise Raps- oder Sonnenblumenöl.
Brot und Brötchen sind cholesterinfrei. Ebenso ein Pizzateig und Fladenbrot. In türkisches Fladenbrot kommt Joghurt, aber diese kleine Menge spielt keine Rolle.

Getränke

Schwarzer Tee, Kaffee und Alkohol sollten natürlich nur in Maßen genossen werden, sind aber, wie alle anderen Getränke, cholesterinfrei. Milch enthält Cholesterin, in kleiner Menge getrunken oder im Kaffee und Tee ist sie erlaubt.
Wasser, Kräutertee und mehrfach aufgegossener Grüner Tee sind am gesündesten.

Tägliche Cholesterinmenge

Pro Tag sollten Sie nicht mehr als 300 mg Cholesterin verzehren.
Man rechnet pro Person etwa 200 Gramm Fleischverzehr je Mahlzeit. Damit haben Sie also einen großen Teil der zulässigen Tagesmenge bereits erreicht.
Gemüse, Obst und Getreideprodukte müssen Sie nicht berechnen, ebenso kleine Mengen an Milch oder Milcherzeugnissen.
Damit Sie einen kleinen Überblick bekommen, nachfolgend 2 Tabellen.
Die Werte sind Richtwerte und beziehen sich auf 100 g verzehrfertige Lebensmittel.

Cholesterinwerte einiger Nahrungsmittel

Lebensmittel	Cholesterinwert in mg je 100 g
Ei, Ei-Erzeugnisse	
Eiernudeln	90
Eigelb (Eidotter)	1200
Mayonnaise (Ei!)	50–140
Nudeln mit Ei	90
Sauce Hollandaise (Ei!)	590
Vollei	400
Fisch	
Aal, Flussaal	140
Barsch	70
Bismarckhering	55
Brasse	70
Brathering	85
Dorsch, Kabeljau	50
Flunder	50
Forelle	55
Hecht, Fluss und See	60
Heilbutt	50
Hering	85
Karpfen	70
Lachs	35
Makrele	70
Ölsardine, wenig Öl	140
Rotbarsch	70
Sardine ohne Öl	15
Schellfisch	70
Schleie	70
Schwertfisch	70
Sprotte	75
Steinbeißer	80
Steinbutt	70
Thunfisch	60
Tintenfisch	60
Zander	35

Fleisch	
Bries (Thymus)	250
Geflügelfleisch	60–80
Gelatine	0
Hase	65
Hirn aller Tiere	2000–2200
Innereien aller Tiere	140–555
Kalbfleisch	70
Kaninchen	70
Kasseler	80
Leber, Rind, Schwein	250
Lunge	350
Niere	360
Reh, Hirsch	60
Rindfleisch	60–75
Schaffleisch, Lamm, Hammel	65–70
Schweinefleisch	60–100
Geflügel	
Ente	80
Gans	110
Huhn	80
Pute	80
Truthahn	80
Wurst und Fette	
Blutwurst	100
Bockwurst	70
Bratwurst, Kalb	75
Bratwurst, Schwein	95
Brühwurst	90
Cervelatwurst	100
Fleischkäse	115
Fleischwurst	55
Frankfurter	65
Geflügelwurst	25–30
Gelbwurst	70
Hühnerfett	100
Jagdwurst	80

Kalbfleischsülze	25
Leberkäse	70
Leberpastete	140
Leberwurst	230
Lyoner	65
Mettwurst	100
Rindertalg	100
Schinken, Schwein, gekocht, geräuchert	85
Schweineschmalz	85
Speck, durchwachsen	90
Weißwurst	75
Wiener	65
Wild	
Hase	65
Lamm/Schaf	70
Wildgeflügel	85
Wildschwein	110
Ziege	70
Krustentiere	
Austern	50
Garnele	145
Hummer	180
Krebse, Fluss und Meer	150
Languste	200
Miesmuschel	110
Pilgermuschel	190
Weinbergschnecken	130
Milch, weitere Milcherzeugnisse	
Butter	250
Buttermilch	5
Camembert, 70 % Fett i. Tr.	110
Dressing aus Sauerrahm (Saure Sahne, 24 % Fett)	75
Dressing für Salat aus Sahne/Rahm (30 % Fett)	90
Joghurt, fettarm	7
Milch, fettarm	3

Milch, H (1,5 % Fett)	5
Saure Sahne, Sauerrahm	60
Schafmilch	20
Schlagsahne/Rahm	90–110
Vollmilch, 3,5 %	15
Vollmilchpulver	100
Ziegenmilch	11
Frischkäse	
Fischkäse, 50 % Fett i. Tr.	80
Fischkäse, 60–85 % Fett i. Tr.	100
Hüttenkäse, 20 % Fett i. Tr.	18
Schichtkäse, 10 % Fett i. Tr.	7
Schichtkäse, 20 % Fett i. Tr.	14
Speisequark, 20 % Fett i. Tr.	17
Ziegenkäse, 45 % Fett i. Tr.	36
Käse, diverse	
Brie, 50 % Fett i.Tr.	90
Butterkäse, 50 % Fett i.Tr.	70
Camembert, 30 % Fett i. Tr.	35
Camembert, 60 % Fett i. Tr.	80
Chester, 50 % Fett i.Tr.	100
Edamer, 40 % Fett i.Tr.	80
Emmentaler, 45 % Fett i. Tr.	90
Gorgonzola	100
Gouda, 40 % Fett i. Tr.	80
Harzer, 0,5 % Fett i. Tr.	5
Kochkäse, 10–40 % Fett i. Tr.	10–35
Limburger, 20 % Fett i.Tr.	20
Limburger, 40 % Fett i.Tr.	60
Mozarella	50
Münsterkäse, 45 % Fett i. Tr.	70
Romadur, 20 % Fett i. Tr.	20
Romadur, 30 % Fett i. Tr.	35
Roquefort	90
Schmelzkäse, 10–30 % Fett i. Tr.	10–30
Tilsiter, 45 % Fett i. Tr.	50
Weichkäse, 26 % Fett i. Tr.	25

Süßigkeiten, Gebäck	
Biskuit	240
Blätterteig	95
Eis, Frucht-	0–5
Eis, Sahne-	75
Fettgebäck	80–100
Hefegebäck	80–100
Mürbeteig	25
Obstkuchen	30–50
Rührkuchen	80–100
Stollen	60
Torte	150–200
Vollmilchschokolade	20
Zartbitterschokolade	0

Erlaubtes ohne Einschränkungen

Erlaubtes	**Anmerkung**
Agavendicksaft	kalorienreich
Ahornsirup	kalorienreich
Amaranth	südamerikanisches Getreide
Aufstriche	pflanzlich, Reformhaus, Bioladen
Avocado	kalorienreich
Baiser	kalorienreich, zuckerhaltig
Buchweizen	
Carob	Kakaoersatz (Bioladen, Reformhaus)
Ei-Ersatz	Reformhaus, Internet
Essig	
French Dressing	(Essig, Öl, Kräuter)
Fruchtaufstriche	enthalten wenig Zucker
Früchte	auch Zitrusfrüchte
Gebäck	ohne Vollei oder Eigelb
Gelatine	
Gelee	kalorienreich, zuckerhaltig
Gemüse	außer Zuckermais (kalorienreich)
Getreide	jedes Getreide

Gewürze	
Glasnudeln	sind aus Mungbohnen
Guarkernmehl	Verdickungsmittel
Hafergetränk	aus Hafer hergestellt
Hirse	afrikanisches Getreide
Honig	kalorienreich
Hülsenfrüchte	kalorienreich
Ingwerwurzel	
Johannisbrotkernmehl	Verdickungsmittel
Kaffee	
Kakao	kalorienreich
Kartoffeln	
Kerne	kalorienreich
Kräuter	
Marmelade	kalorienreich, zuckerhaltig!
Maronen	Esskastanien, kalorienreich
Mineralwasser	jedes Wasser
Nudeln ohne Ei	
Nüsse	kalorienreich
Nussmus	alle Sorten
Obst, frisches	kalorienreich: Bananen, Datteln
Oliven	kalorienreich
Pfeilwurzelstärke	Arrowroot, Verdickungsmittel
Pflaumenmus	kalorienreich, Achtung: zuckerhaltig
Pilze	
Quinoa	südamerikanisches Getreide
Reis	
Reisgetränk	aus Reis hergestellt
Reisnudeln	
Saaten, Samen	z. B. Leinsaat, Sesam
Saft	Fruchtsaft, ungezuckert, Gemüsesaft
Salzstangen	
Sirup	kalorienreich
Sojaprodukte	
Sojatrunk	gerinnt in Kaffee
Speiseöle	möglichst kaltgepresst
Stärkemehl	aus Mais, Kartoffeln, Weizen

Tee	alle Teesorten
Tofu	aus Soja hergestellt
Trockenobst	kalorienreich
Zimtsterne	sind nur mit Eiweiß hergestellt
Zucker	alle Sorten
Zuckerrübensirup	

Verbote und Ersatz

Hier ein paar Ideen, wie Sie cholesterinreiche Lebensmittel ersetzen können. Genauere Informationen zu einzelnen Lebensmitteln folgen etwas später im Buch.

Butter

Margarine aus mehrfach ungesättigten Fettsäuren gibt es in großer Auswahl eigentlich überall dort, wo es Lebensmittel gibt. Die entsprechenden Sorten sind als cholesterinarm oder sogar cholesterinfrei gekennzeichnet.
Allerdings dürfen Sie bei einer leichten Diät Butter auf das Brot streichen.

Eier und Ei-Ersatz

Es gibt im Reformhaus eifreien, pflanzlichen Ersatz in einer kleinen Auswahl. Natürlich kann man damit keinen Eierpfannkuchen backen oder ein Rührei braten. Ei-Ersatz für leckere Waffeln (werden hier an der Oberweser *„Eisenkuchen“* genannt) gibt es leider auch nicht.
Hier ein paar Ideen, wie Sie Eier ersetzen können:

Ei-Ersatz für den Geschmack

- Dafür gibt es keinen Ersatz, jedoch spricht gegen gelegentlich ein oder zwei Eier nur dann etwas, wenn Sie eine sehr strenge Diät einhalten müssen.

Ei-Ersatz im Kuchen
- Diät Dotterfrei, becel, Apotheke
- Dotterfrei, Natura, Reformhaus
- Ei-Ersatz, Hammermühle und Sibylle-Diät, Reformhaus
- No Egg, Orgran Ei Ersatz, Internet
- Sojamehl, etwa 50 Gramm je Ei
- Tofu, etwa 50 Gramm je Ei

- Apfelmus
- Banane, zerdrückt und mit der Gabel aufgeschlagen
- Magerquark
- Sojadrink

Das Ei wird 1:1 ersetzt. Das heißt, zum Beispiel: ein Ei wiegt zwischen 50 und 70 Gramm und kann durch die gleiche Menge Quark, Banane oder Apfelmus usw. ersetzt werden. Je nachdem, wie flüssig der Ersatz ist, müssen Sie die übrige Flüssigkeitsmenge im Teig anpassen. Das variiert ohnehin, denn Eier haben auch eine unterschiedliche Größe und Mehle nehmen unterschiedlich Feuchtigkeit an.
Ich backe mit Reisdrink statt Milch und lasse die Eier einfach weg. Meine Kuchen schmecken trotzdem gut.

Ei-Ersatz als Bindemittel
- Guarkernmehl (messerspitzenweise)
- Johannisbrotkernmehl (messerspitzenweise)
- Pfeilwurzelstärke (teelöffelweise)
- Soja (esslöffelweise)
- Stärkemehl (teelöffelweise)

Ei zur Lockerung
- Eiweiß geschlagen
- Mineralwasser (Vorsicht, schmeckt nicht immer gut)
- Quark und Mineralwasser

Ei als Färbemittel
- Safran
- Einen Teil des Zuckers durch Zuckerrübensirup ersetzen, das färbt den Kuchen dunkler und schmeckt außerdem gut.

Mayonnaise, eifrei

- Mayonnaise ohne Ei (Vitam, Reformhaus)
- Remoulade ohne Ei (Bruno Fischer, Reformhaus, Bioladen)
- Remoulade ohne Ei (Vitam, Reformhaus)
- Salat-Mayonnaise ohne Ei (Bruno Fischer, Bioladen, Reformhaus)

Ersatz für Mayonnaise im Kartoffelsalat

- Brotaufstriche, pflanzlich, (ohne Hefeextrakt) Reformhaus, Bioabteilung im Lebensmittelhandel
- Essig, Distelöl und Brühe
- Streich, diverse Sorten, Zwergenwiese, Bioladen

Nudeln

- Eifreie Nudeln werden inzwischen von sehr vielen Firmen angeboten. Die Nudeln sind entsprechend gekennzeichnet.

Plätzchen

- Baisers werden aus Eiweiß und Zucker hergestellt, Bäckerei, Konditorei.
- Plätzchen mit Ei-Ersatz, selbstgemacht
- Plätzchen ohne Ei, selbstgemachte Plätzchen mit Eiweiß, selbstgemacht
- Zimtsterne werden nur mit Eiweiß zubereitet

Soßen

- Sauce Béarnaise, Vitam Sauce nach Art Béarnaise, Vitam, Reformhaus
- Sauce Hollandaise, Vitam Sauce nach Art Hollandaise, Vitam, Reformhaus

Eiscreme aus oder mit Sahne

- Fruchteis
- Milcheis (nicht mit Eis aus Sahne verwechseln)
- Sojaeis

Hirn, Bries, Innereien

- Fleisch
- Geflügel
- Sojaprodukte

Kartoffelchips

- Bio-Kartoffelchips, einige werden mit Sonnenblumenöl hergestellt und sind entsprechend gekennzeichnet, Bioladen.
- Bio-Maischips, einige werden mit Sonnenblumenöl hergestellt und sind entsprechend gekennzeichnet, Bioladen.
- Bio-Mungbohnenchips, Bioladen
- Nüsse, gesalzen und ungesalzen
- Salzstangen, Salzbrezeln

Kartoffelpuffer

- Selbstgemacht, mit Erdnussöl gebraten

Käse über 30 % Fett

- Brotaufstriche, cholesterinfrei, Bioladen, Reformhaus, Bioabteilung vieler Lebensmittelgeschäfte
- Magerkäse
- Käse-Ersatz aus Soja, diverse Geschmacksrichtungen und Firmen, Reformhaus

Kaffeesahne

- Magermilch
- Reisgetränk
- Sojatrunk (nur in Espresso möglich, gerinnt im Kaffee).

Kokosfett, Palmfett, Frittierfett

- Erdnussöl, lässt sich hoch erhitzen und schmeckt nicht nach Erdnüssen.
- Olivenöl, bedingt geeignet
- Rapsöl, bedingt geeignet

Nudeln

- Nudeln ohne Ei
- Reisnudeln
- Glasnudeln

Pommes frites

- Mit Erdnussöl frittiert
- Ofenkartoffeln mit Raps- oder Olivenöl

Wurst

- Magere Wurst
- Wurst-Ersatz aus Soja, diverse Geschmacksrichtungen und Anbieter, Reformhaus

Speiseöle und Fette

Allgemeines

Weil Nahrungsfette eine zentrale Rolle bei der cholesterinarmen Ernährung spielen, folgt hier ein ausführlicheres Kapitel zu diesem Thema.
Fette bestehen überwiegend aus Fettsäuren, Lecithin und Tocopherol.
Fettsäuren enthalten Kohlenstoffatome, Wasserstoff und Sauerstoff. Je mehr Wasserstoffatome dort anhängig sind, desto gesättigter das Fett. Zu erkennen sind solche Fette auch an der Tatsache, dass sie bei Raumtemperatur nicht flüssig sind. Tierische Fette, Fleisch, Kokos- und Palmfette enthalten einen hohen Anteil gesättigter Fettsäuren und können vom Körper schlecht verarbeitet werden. Sie steigern die ungesunden LDL-Cholesterin- und Triglyzerinwerte im Blut. Dazu trägt auch das Eigelb bei.

Natives Öl

Nativ ist ein Qualitätsbegriff. Diese Öle unterliegen einer besonders strengen Kontrolle und müssen folgende Eigenschaften aufweisen:
Sortenreinheit, erste Pressung, nicht extrahiert und raffiniert, keinerlei Nachbehandlung außer Filtern, Transparenz beim Warenfluss von der Rohware über den Produktionsbetrieb bis zum Laden.
Vor allem im Bioladen, Reformhaus und in Bioabteilungen der Lebensmittelläden gibt es entsprechend gekennzeichnete Olivenöle.

Umestern, Härten

Mit einer komplizierten Methode werden Öle und Fette gehärtet. Dafür müssen sie vorher raffiniert werden. Diese Margarinen sind nicht zu empfehlen.

Margarine

Es gibt eine große Auswahl an Margarinesorten. Hierbei unterscheidet man zwischen Reform- und Diät- bzw. Light-Margarine.
Lassen Sie sich aber von „Light“ nicht täuschen, denn es ist nur eine werbewirksame Worthülse ohne Aussage.

- Eine gute cholesterinfreie Reformmargarine besteht aus ungehärteten Pflanzenfetten und hat einen Anteil an mehrfach ungesättigten Fetten von über 20 %. Sie ist zum Braten und Backen geeignet, da ihr Wassergehalt unter 20 % liegt und der Anteil an hitzeempfindlichen ungesättigten Fettsäuren geringer ist.
- Light- bzw. Diät-Margarine-Sorten haben einen höheren Anteil an ungesättigten Fettsäuren. Diese kommen hauptsächlich in Pflanzenöl vor. Damit Margarine fest wird, werden Fette mit hohem Schmelzpunkt zugefügt. Diese sind jedoch nur schwer verdaulich. Der Wassergehalt in diesen Margarinesorten liegt über 20 %, weshalb sie zum Braten nicht geeignet sind.

Welche Margarine ist nun geeignet?

- Bevorzugen Sie Reformmargarine, und decken Sie den Bedarf an mehrfach ungesättigten Fettsäuren – welche dazu beitragen, dass der Cholesterinspiegel gesenkt wird – mit hochwertigen Ölen, vorzugsweise Distelöl.
- Einige Margarinesorten enthalten cholesterinsenkende Fettsäuren und sind entsprechend gekennzeichnet. Sie finden sie im Kühlregal des Lebensmittelhandels und natürlich im Reformhaus.
- Besonders empfehlenswert finde ich die *Alsan-S-Margarine*. Es ist eine cholesterinfreie Reformmargarine aus reinen ungehärteten Pflanzenfetten und -ölen, deren Wassergehalt bei 20 % liegt. Sie ist zum Braten und Backen geeignet, da der Wasseranteil geringer ist als bei Light- und Diät-Margarine-Sorten. Das Besondere an dieser Margarine: Sie hat die Form von Butter; es gibt sie im Lebensmittelhandel. Von derselben Firma gibt es eine Biovariante im Bioladen.

Fette für die Vitaminaufnahme

- Fette sind wichtig bei der Zubereitung von Gemüse. Sie verbessern nicht nur den Geschmack, sondern sorgen auch für die bessere Aufnahme der fettlöslichen Vitamine E, D, K und A im Körper. Hierfür genügt eine kleine Menge von beispielsweise Distelöl. Geben Sie das Speiseöl in das Koch- oder Dünstwasser. Vitamin C und die B-Vitamine benötigen kein Fett, um im Körper aufgenommen zu werden.
- *Lecithin* reguliert den Fettstoffwechsel, trägt also zur Cholesterinsenkung bei, hilft bei der Blutbildung und wirkt ausgleichend auf die Nervenzellfunktionen. Viele pflanzliche Speisefette enthalten Lecithin.

- *Tocopherol* ist eine andere Bezeichnung für Vitamin E und schützt das Öl vor schnellem Ranzigwerden. Es wirkt sich außerdem positiv auf Herz und Kreislauf aus, da es den Sauerstoffverbrauch in den Körperzellen senkt. Keim- und Sojaöl haben den höchsten Anteil an Tocopherol.

Fettsäuren

Essentielle Fettsäuren kann der Körper nicht selbst bilden. Da sie aber unter anderem für die Haut, das Wachstum und die Leber wichtig sind, müssen sie dem Körper zugefügt werden. Eine dieser essentiellen Fettsäuren ist die Linolsäure, die verstärkt in Distelöl zu finden ist.

- Bei gesättigten Fettsäuren ist jeder Arm des Kohlenstoffs mit einem Wasserstoffatom verbunden, das heißt, die Kohlenstoffkette enthält nur Einfachbindungen. Sie befinden sich in großer Menge in Kokosfett (ca. 90 %) und in etwas geringerer Menge in Palmöl (ca. 45 %).
  Alle tierischen Fette haben gesättigte Fettsäuren und sollten daher, wie auch Kokos- und Palmfett, unbedingt vermieden werden.
- Bei einfach ungesättigten Fettsäuren sind zwei Kohlenstoffatome untereinander mit zwei Armen verbunden, das heißt, sie enthalten eine Doppelbindung. Erdnuss- und Olivenöl haben mit 58 % und 76 % den höchsten Anteil an einfach ungesättigten Fettsäuren, wodurch sie für Temperaturen über 160 °C und somit auch zum Braten geeignet sind. Achten Sie bei Olivenöl, vor allem bei Salaten, auf Kaltpressung. Ich habe immer zwei verschiedene Olivenöle vorrätig.
- Die mehrfach ungesättigten Fettsäuren besitzen mehrere Doppelbindungen. Diese Öle dürfen nicht über 160 °C erhitzt werden, da sie dann qualmen und Gifte entwickeln. Sie eignen sich – wie natürlich auch Olivenöl – hervorragend für Salate.
  Werden sie kochenden Speisen beigefügt, nimmt die Qualität keinen Schaden, da die Temperatur unter 100 °C liegt.

Man unterscheidet zwischen

- gesättigter Fettsäure (Stearinsäure)
- einfach ungesättigter Fettsäure (Ölsäure)
- mehrfach ungesättigter Fettsäure
  a) zweifach ungesättigte Fettsäure (Linolsäure)
  b) dreifach ungesättigte Fettsäure (Linolensäure, Alpha-(α-)Linolensäure und Gamma-(γ-)Linolensäure)
  c) vierfach ungesättigte Fettsäuren (Arachidonsäure)
  d) fünffach ungesättigte Fettsäure (Eicosapentaensäure)

Fettsäurezusammensetzung einiger Nahrungsfette

Fett oder Öl	gesättigt	1fach	2fach	3fach(a)*/	3fach(a)*
	Anteile in %				
Arganöl	17	36	44		8
Butter	64	33	3		
Distelöl	10	13	76	1	
Erdnussöl	18	58	24		
Hanföl	9	40	44	7	
Haselnussöl	8	78	14		
Heringsöl	22	56	22		
Kokosfett	91	7	2		
Kürbiskernöl	19	28	53		
Leinöl	10	18	15	57	
Macadamiaöl	16	83	2		
Mandelöl	8	70	22		
Maiskeimöl	13	34	53		
Mohnöl	10	28	62		
Nachtkerzenöl	10	17	63		10
Olivenöl	15	76	9		
Palmkernfett	82	15	3		
Palmfett	51	38	11		
Rapsöl	6	65	20	9	
Rindertalg	52	44	4		
Schweineschmalz	41	49	10		
Sesamöl	9	19	59	13	
Sojaöl	15	21	64		
Sonnenblumenöl	10	30	60		
Traubenkernöl	10	19	71		
Walnussöl	6	24	55	9	6
Weizenkeimöl	16	22	62		

Borretsch enthält zwar keine Nahrungsfette, jedoch ätherisches Öl in den Samen, und hat sogar einen Gamma-Linolensäure-Anteil von 25 bis 40%.

Pressungen

Hochwertige Öle werden kalt gepresst (leider heißt Kaltpressung: 20 bis 85 °C). Minderwertiges preiswertes Öl wird bei sehr hoher Temperatur gepresst, um eine größere Ausbeute zu erzielen. Da sich bei dieser Methode Gifte bilden, muss das Öl raffiniert werden.
Diese Öle sind dann zum Braten verwendbar, enthalten aber keinerlei gesunde Bestandteile mehr.
Eine neue und sehr gute Methode der Ölgewinnung, vor allem bei Oliven, ist die Zentrifugation. Die Früchte werden zerkleinert, schwimmen in lauwarmem Wasser und werden geschleudert. Das dadurch gewonnene Öl ist von allerbester Qualität, da es keinerlei Bitterstoffe enthält, die bei der Pressung mit herausgequetscht würden.

Das Erhitzen von Öl

Öle mit einem hohen Anteil gesunder, mehrfach ungesättigter Fettsäuren – wie zum Beispiel Distelöl – dürfen nicht über 160 °C erhitzt werden, denn sie entwickeln dabei Gifte. Temperaturen unter 160 °C reichen aber zum Braten nicht aus. Bei dieser Temperatur frittierte Kartoffeln würden beispielsweise das Fett aufsaugen und auch irgendwann gar sein, aber überhaupt nicht gut schmecken. Das wären dann keine knusprigen Pommes sonders fettige und labberige „Kartoffelstangen“.
Erdnuss-, Raps- und Olivenöl sind pflanzliche Fette, die kaum Schaden durch Erhitzen nehmen, sie dürfen allerdings nicht qualmen. Erdnussöl ist sogar sehr gut zum Frittieren geeignet.
Im Reformhaus gibt es ein Sonnenblumenöl, welches ebenfalls zum Braten geeignet ist. Auf der Flasche ist ein entsprechender Vermerk.
Macadamiaöl ist ebenfalls zum Braten geeignet, aber schwer zu bekommen und teuer. Die sehr ölhaltigen Nüsse gelten als sehr gesund und sind sehr fein und lecker im Geschmack.
Kokos- oder Palmfett ist zwar zum Frittieren und Braten geeignet, nicht aber für Menschen mit erhöhtem Cholesterinspiegel. Diese Fette enthalten, genau wie alle tierischen Fette, das zu vermeidende LDL-Cholesterin.

Bratöle

Diese Speiseöle haben einen hohen Anteil gesättigter und einfach gesättigter Fettsäuren und sind deshalb zum Braten geeignet.
Entwickelt ein Öl Rauch beim Braten ist es zu heiß, hat Gifte entwickelt und sollte besser nicht verwendet werden. Lassen Sie es abkühlen und gießen Sie es weg.

- *Erdnussöl* ist ein ideales Bratöl. Es ist hocherhitzbar und geschmacksneutral. Wenn Sie eine Erdnussallergie haben, sollten Sie trotzdem eine kleine Menge probieren, denn auch hier gilt: Im Öl sind kaum oder keine Allergieauslöser mehr enthalten. Mit Erdnussöl dürfen Sie auch frittieren.
- *Olivenöl*, bekannt aus der Mittelmeerküche, hat ein sehr typisches Aroma – wird geliebt oder nicht gemocht – und ist zum Kurzbraten geeignet.
- *Rapsöl* hat den Vorteil, dass es aus heimischem Anbau stammt, leicht nussig schmeckt und zu allem passt. Es ist zum Kurzbraten geeignet.
- *Sonnenblumenöl* gibt es aus verschiedenen Sonnenblumensorten. Nur die sogenannten HO-Sorten (High-Oleic-Sorten) sind zum Braten geeignet wie auch das Öl einer ganz bestimmten russischen Sorte (erhältlich im Naturkosthandel oder Reformhaus). Diese Öle sind besonders gekennzeichnet.

Salatöle, Öle für gedünstetes Gemüse

Diese Speiseöle haben einen hohen Anteil mehrfach ungesättigter Fettsäuren. Sie sind hitzeempfindlich, vertragen aber bis 100 °C, können also zum Verfeinern von heißem Gemüse verwendet werden. Ich füge sie erst kurz vor dem Servieren zu, denn das Gemüse kocht nicht mehr und das Speiseöl nimmt keinen Schaden.
Die Vitamine E, D, K und A benötigen Fett, damit sie vom Körper aufgenommen werden können. Warum also statt Butter oder Margarine für Gemüse nicht ein gutes, viel gesünderes Speiseöl verwenden?

- *Arganöl* kommt aus Marokko und ist teuer, aber auch sehr gesund. Wie Sie in der Tabelle auf Seite 43 gesehen haben, ist sein Gehalt an dreifach ungesättigten Fettsäuren noch höher als bei Walnussöl. Täglich ein Esslöffel trägt also zur Cholesterinsenkung bei. Es ist so geschmacksintensiv, dass sich ein Teelöffel im Salat schon deutlich bemerkbar macht. Die Herstellung ist kompliziert und aufwendig, denn die Nussschalen sind extrem hart.

- *Distelöl* ist preiswert und sehr gesund. Es sollte in keiner cholesterinarmen Diät fehlen, denn es wirkt cholesterinsenkend und ist fein im Aroma. Es lässt sich gut mit einem Teelöffel Arganöl oder einem Esslöffel Walnussöl kombinieren.
- *Hanföl* gibt es im Naturkostladen, sollte nur sehr sparsam verwendet werden, denn der nussige Geschmack ist intensiv. Keine Angst, es ist THC-frei – Sie „bekiffen" sich also nicht beim Genuss. Hanf wächst sehr hoch, ist schwer zu ernten und muss einen langen, warmen Sommer erleben. Ein Grund, weshalb das Öl relativ teuer ist.
- *Haselnussöl* ist schwer zu bekommen und hat ein sehr feines Aroma. Die meisten Haselnussallergiker vertragen es, denn die allergieauslösenden Stoffe sind im Öl nur noch gering oder gar nicht mehr enthalten.
- *Kürbiskernöl* schmeckt köstlich zu beinahe allen Speisen. Dieses aromatische Öl verfeinert nicht nur Salate, wir essen es auch gerne zu Kartoffeln und Gemüse. Schon ein Esslöffel, kombiniert mit Distel- oder Rapsöl, schmeckt im Salat durch. Verwenden Sie einen guten Balsamico-Essig dazu und Ihre Salatsoße wird zur Delikatesse.
- *Leinöl* hat ein starkes Aroma, welches nicht jedem mundet. Es ist sehr gesund und hat nur eine kurze Mindesthaltbarkeit, muss also bald verzehrt werden, denn es schmeckt danach unangenehm bitter. Auf Grund seines sehr hohen Alpha-Linolin-Fettsäuregehalts wirkt Leinöl cholesterinsenkend. Wenn Sie Leinöl nicht im Essen mögen, nehmen Sie täglich einen Esslöffel wie eine Medizin ein. Sie wissen doch: *„Medizin muss bitter schmecken"*, damit sie wirkt.
- *Sesamöl* wird in der asiatischen Küche viel verwendet und hat einen wunderbaren Geschmack. Sesamöl aus geröstetem Sesam schmeckt außergewöhnlich aromatisch, hat aber an gesunder Qualität durch die Hitze beim Rösten verloren.
- *Sonnenblumenöl* gibt es aus verschiedenen Sonnenblumensorten. Es ist preiswert und beliebt und fast so gesund wie Distelöl. Achten Sie darauf, dass es für die Salatsoße nicht das zum Braten gekennzeichnete Sonnenblumenöl (siehe Seite 45) ist.
- *Walnussöl* kommt aus Frankreich und ist gesund durch den hohen Anteil dreifach ungesättigter Fettsäuren. Täglich ein Esslöffel pur als Medizin ist ein Genuss und wirkt cholesterinsenkend, auch wenn es nicht bitter schmeckt. In Frankreich und am Kaiserstuhl in Baden gibt es sogar „Walnussproben" – vergleichbar mit einer Weinprobe bei uns. Der Geschmack ist göttlich und für Salat fast zu schade. Probieren Sie es auf Pellkartoffeln oder auf gedünstetem Gemüse. Noch gesünder zur Cholesterinsenkung ist das Essen von täglich etwa 10 Walnüssen.

Der Kauf

Da gerade bei der cholesterinarmen Ernährung Speisefette eine zentrale Rolle spielen, sollte bei der Auswahl und beim Kauf auf die Qualität und die besonderen Eigenschaften der einzelnen Speiseöle geachtet werden.
Hochwertige, gesunde Speiseöle werden kalt gepresst und entsprechend gekennzeichnet. Zu kaufen gibt es sie in Naturkostläden, Reformhäusern und gut sortierten Lebensmittelgeschäften.

Nussmus

Nussmuse bekommen Sie im Bioladen und Reformhaus. Sie sind nicht nur als Brotaufstrich geeignet, sondern auch als Sahne- oder Buttterersatz im Gemüse und in Fleischgerichten. Sie dicken Soßen etwas ein und verfeinern beinahe jede Soße auf gesunde Weise. Sie enthalten mehrfach ungesättigte Fettsäuren, Vitamine, Spurenelemente und gesunde Ballaststoffe.

- *Cashewmus* hat ein sehr feines Aroma, dickt etwas ein und passt zu allen Soßen. Auch Salatsoßen werden veredelt, wenn Sie einen Esslöffel Speiseöl durch die gleiche Menge Cashewmus ersetzen.
- *Erdnussmus* ist nicht für Erdnussallergiker geeignet und schmeckt sehr intensiv. Es gibt ein feines Mus und ein leicht gesalzenes mit kleinen Erdnussstückchen, welches meistens Crunchy genannt wird. Es bestimmt den Geschmack der Soßen, was ja durchaus erwünscht sein kann. Ich esse das Mus mit den Stückchen auch gerne als Butterersatz auf Brot. Dazu etwas Schnittlauch oder Tomaten und ich habe ein leckeres, gesundes Frühstück.
- *Haselnussmus* ist nicht geeignet für Menschen mit einer leider häufig vorkommenden Haselnussallergie. Der Geschmack des Muses ist intensiv und beliebt bei Haselnussfans.
- *Macadamiamus* gibt es hier in Deutschland bedauerlicherweise nur mit süßen Zusätzen. Es schmeckt trotzdem köstlich als Brotbelag oder in Soßen.
- *Mandelmus* gibt es aus geschälten und ungeschälten Mandeln. Das sogenannte Weiße Mandelmus wird aus geschälten Mandeln hergestellt, ist teurer und schmeckt etwas feiner. Der Geschmack verfeinert Salat- und gemüsesoßen.
- *Mischmus* besteht aus vier oder fünf verschiedenen Nuss-Sorten. Erdnussmus schmeckt meistens dominant heraus. Vorsicht bei Erdnussallergie! Vor allem Salatsoßen lassen sich köstlich mit Mischmus zubereiten.
- *Tahin* ist *Sesammus.* Es schmeckt aber völlig anders als Sesamsaat. Ich habe selten ein Lebensmittel entdeckt, welches beim Süßen, z. B. mit Zucker, so

sehr den Geschmack verändert. Pur ist Tahin für viele eine geschmackliche Herausforderung, gesüßt ist es eine Delikatesse. In der Türkei und in Griechenland wird die Kombination als „Halwa“ oder „Halva“ angeboten.
- *Walnussmus* gibt es leider noch nicht.

Cholesterinfreie Lebensmittel als delikate Alternativen

Sojatrunk, Sojajoghurt

Sojatrunk wird aus der gelben Sojabohne gewonnen und pur nicht von jedem gemocht. Deshalb gibt es ihn mit verschiedenen Zutaten zur Geschmacksverfeinerung.
Sojadesserts und Sojajoghurt werden ebenfalls mit unterschiedlichen Zutaten angeboten und sind eine Alternative zu Milchprodukten bei einer streng cholesterinarmen Diät. In Reformhäusern gibt es eine „Starthilfe“ für Sojajoghurt zum Selbstherstellen. Wenn Sie frisches Obst dazu geben, haben Sie eine leckere Zwischenmahlzeit.

Tofu

Tofu ist cholesterinfrei, wird aus Sojatrunk hergestellt und ist vielfältig verwendbar. Zum Beispiel dient er als Fleischersatz in Form von Tofubratlingen. Es gibt außerdem einige fertige Brotaufstriche und Käseersatz.
Tofu selbst ist fast ohne Geschmack. Erst die Zutaten und Gewürze machen daraus interessante und leckere Speisen.
Die größte Auswahl an Tofuprodukten finden Sie im Reformhaus.

Reisdrink, Hafergetränk

Nicht nur pur, sondern auch in Süßspeisen und Milchkaffee ist Reisdrink eine leckere cholesterinfreie Alternative zu Milchgetränken. Reisdrink schmeckt leicht süß und hat ein natürliches Vanillearoma. Der Geschmack von Haferdrinks wird unterschiedlich empfunden.
Beide Getränke sind in Bioläden und Reformhäusern erhältlich.

Pflanzliche Brotaufstriche

Nicht nur aus Soja werden Brotaufstriche gewonnen. Im Reformhaus und im Bioladen gibt es eine große Auswahl Hefepasten aus Nährhefe, Hefeextrakten und geschmacksgebenden Zutaten.
Ebenfalls in vielen Geschmacksvarianten werden Brotaufstriche angeboten, die als Basis ein Mus aus Sonnenblumenkernen enthalten. Sie bekommen sie nicht nur in Bioläden und Reformhäusern, auch in den Bioabteilungen der Lebensmittelläden gibt es inzwischen eine große Auswahl.
Alle diese Brotaufstriche sind cholesterinfrei und nicht nur eine gute Alternative zu Käse und Wurst, sie sind auch ein guter Ersatz zum Verfeinern von Soßen oder als Mayonnaise-Ersatz im Kartoffelsalat.

Avocado

Reife Avocados müssen weich sein, dürfen aber keine schwarzen Stellen haben. Sie werden halbiert und auseinander gedreht. Der Kern bleibt in einer Seite stecken, kann aber ganz leicht herausgedrückt werden. Es ist einfacher, die Avocado auszulöffeln, als sie zu schälen.
Sie schmeckt einfach nur mit Salz und Pfeffer gewürzt sehr gut. Noch besser schmeckt sie zubereitet.

Amaranth, Quinoa

Beide Getreidesorten kommen aus den Anden. Amaranth gibt es gepufft als Mü(e)slizutat oder in Süßigkeiten. Quinoa (gesprochen: Kinwaa) schmeckt gekocht als Beilage und gemahlen in Backwaren. Amaranth schmeckt ebenfalls gut als gemahlene Zutat in Backwaren. Beide Getreide sind glutenfrei, enthalten also keinen Kleber, das heißt, dass sie alleine nicht backfähig sind. 1 % Kleber, also Verdickungsmittel, muss zugefügt werden.

Verdickungsmittel

Guarkernmehl wird aus den Früchten des aus Mittelamerika stammenden Guajavenbaums gewonnen.
Johannisbrotkernmehl wird aus den harten Kernen der Carobe gewonnen.
Beide Verdickungsmittel werden zum Andicken von Soßen messerspitzenweise angewendet.
Pfeilwurzelstärke, auch Arrowroot genannt, stammt aus Südamerika und wird aus der Wurzel der Arrowroot-Pflanze gewonnen. Es ist geschmacksneutral und wird zum Andicken von Soßen teelöffelweise verwendet.
Alle drei Verdickungsmittel sind cholesterin- und kalorienfrei, also bestens für eine gesunde Ernährung geeignet.
Ebenfalls zum Eindicken eignet sich *Apfelpektin*. Es ist außerdem ein gesunder Ballaststoff, der aus Äpfeln gewonnen wird. Es löst sich am besten in Saft und schmeckt säuerlich.
Konfigel ist ein zuckerfreies Geliermittel für Marmelade; es besteht aus Pektin und Kartoffelstärke.
Alle Verdickungsmittel gibt es im Bioladen und Reformhaus.

Carob

Beim Gang durch einen Bioladen werden Sie Produkte mit Carob oder ein Glas Carob entdecken. Es ist die Frucht eines Baumes und heißt Johannisbrot. Die gemahlenen Kerne dieser Frucht ergeben das Verdickungsmittel Johannisbrotkernmehl und die getrocknete und gemahlene Frucht ist Carob. Es hat kakaoähnliche Eigenschaften, schmeckt aber im Gegensatz zu Kakao süß.

Agavendicksaft

Agavendicksaft wird aus der Agavenpflanze, die vor allem rund um das Mittelmeer und in Mexiko wächst, gewonnen. Der Saft fließt aus den für diesen Zweck angeritzten Blättern und wird pur in Gläsern angeboten. Einige Fruchtaufstriche werden mit diesem kostbaren Saft gesüßt. Das Besondere ist der relativ neutrale Geschmack, der andererseits geschmacksverstärkend wirkt. Für die Herstellung von Süßigkeiten ist der Saft besonders gut geeignet. Mit dieser goldgelben Köstlichkeit können Sie alles süßen.

Ahornsirup

Ahornsirup ist der eingedickte Saft des kanadischen Zuckerahornbaums. Gewonnen wird dieser aromatische Saft durch Anritzen des Baumstamms. Je länger der Saft fließt, desto dunkler und aromatischer wird er, wobei der Vitamin- und Mineralstoffgehalt dann abnimmt. Entsprechend werden in Deutschland 2 Qualitäten, genannt Grade, angeboten. Grad A ist vitamin- und mineralienreich, hell und mild im Geschmack, Grad C schmeckt kräftig und ist etwas dunkler. Die Stufen B und D werden hier nicht verkauft. Mit seinem intensiven Geschmack passt er als Süßmittel für Kaltspeisen wie Eiscreme und Obstsalat. Auf Waffeln oder Pfannkuchen gegossen, verwandelt er diese zu Delikatessen.

Das steht auf der Packung

Kennzeichnungsverordnung für Lebensmittel

Die Lebensmittelskandale der letzten Jahre können die Verbraucher wirklich nachdenklich stimmen. Wenn Sie Lebensmittel im Bioladen oder Reformhaus kaufen, können Sie jedoch davon ausgehen, dass eine Volldeklaration besteht und die Lebensmittel außerdem frei von Giftstoffen sind. Bei Fertiglebensmitteln aus kontrolliert biologischem Anbau (kbA) steht also der vollständige Inhalt auf der Verpackung und Geschmacksverstärker, Emulgatoren, künstliche Aromen und dergleichen werden nicht verwendet. In Erdbeerjoghurt sind auch tatsächlich Erdbeeren und nicht ein Erdbeeraroma, hergestellt aus Baumrinde, wie es bei konventionellen Joghurts der Fall sein kann. Schon ein Hauch von Erdbeere reicht aus, damit die Hersteller „Erdbeeren“ auf die Inhaltsliste schreiben dürfen.
Fraglich ist also immer, ob man bei konventionell (also nicht kbA) angebauten und hergestellten Lebensmitteln weiß, was man isst.
Grundsätzlich gilt: Was zuerst auf der Zutatenliste steht, ist am meisten im Lebensmittel enthalten, das Zweite auf der Liste am zweithäufigsten und die geringste Menge ist von der letzten Zutat enthalten.
Seit Herbst 2005 gibt es ein neues EU-Gesetz für verpackte Lebensmittel. Demnach müssen auch die Allergieauslöser, die am häufigsten vorkommen, auf der Zutatenliste aufgeführt werden. Sie kommen aus 12 Produktgruppen:

- Milcherzeugnisse, Laktose
- Glutenhaltige Getreide: Weizen, Roggen, Gerste, Hafer, Dinkel, Grünkern, Kamut, Hybridstämme davon und daraus hergestellte Lebensmittel
- Eier und Ei-Erzeugnisse
- Erdnüsse und Erdnusserzeugnisse
- Soja und Sojaerzeugnisse
- Schalenfrüchte: Mandeln, Haselnuss, Walnuss, Cashewkern, Pecannuss, Paranuss, Pistazie, Macadamianuss, Queenslandnuss und daraus hergestellte Erzeugnisse
- Sesamsaat, Sesamsaaterzeugnisse
- Sellerie und Sellerieerzeugnisse
- Senf und Senferzeugnisse
- Krebstiere und Krebstiererzeugnisse
- Fisch und Fischerzeugnisse
- SO_2: Schwefeldioxid, Sulfite (mehr als zehn Milligramm je Kilogramm oder Liter)

Nicht kennzeichnungspflichtig sind:
Glukosesirup, Dextrose und Maltodextrin auf Weizenbasis und Glukosesirup auf Gerstenbasis sowie Destillate aus Getreide für Spirituosen

Zutaten, beispielsweise Gewürze, müssen nur dann einzeln angegeben werden, wenn sie mehr als 2% der Gesamtmenge ausmachen oder es sich um Sellerie oder etwas anderes aus der obigen Produktgruppe handelt. So steht dann auf der Liste von Ketchup beispielsweise: „Tomaten, Zucker, Essig, Gewürze (enthält Sellerie), Salz."
Wenn in einer Herstellerfirma Schokolade mit und ohne Haselnüsse hergestellt wird, steht auf der Packung aus Sicherheitsgründen oftmals: „Kann Spuren von Haselnuss enthalten". Es gibt auch Lebensmittel, vor allem Brotaufstriche, mit dem Vermerk: „Kann auch Spuren von Milch enthalten." Was nichts anderes heißt, als dass in der Maschine auch milchhaltige Brotaufstriche hergestellt werden. Selbstverständlich werden die Maschinen zwischendurch ausgewaschen.

Volldeklaration

Die Hersteller, die auf der Verpackung eine Volldeklaration angeben, garantieren, dass sie alle Inhaltsstoffe angeben. Eine Volldeklaration ist leider keine Pflicht, aber im Naturkostbereich üblich.

Garantiert cholesterinfrei

Viele Firmen werden mit dem Slogan „light", was nicht für Cholesterinfreiheit steht. Nur, wenn „cholesterinfrei" auf der Verpackung steht, ist dies auch der Fall. Das heißt aber noch nicht zwangsläufig, dass ein Produkt cholesterinsenkende Fettsäuren enthält. Ein Blick auf die Inhaltsangaben gibt vielleicht Aufschluss. Achten Sie speziell auf die zugefügten Speisefette.
Natürlich gibt es auch eine Menge Lebensmittel, die von Natur aus cholesterinfrei sind.

Rezepte

Einleitung

Die meisten der nachfolgenden Rezepte sind Gerichte, die normalerweise mit Eigelb oder tierischen Fetten zubereitet werden und somit cholesterinreich sind; sie werden hier in cholesterinarmen Abwandlungen vorgestellt.
Statt Ahornsirup oder Honig können Sie auch Ursüße verwenden. Allerdings müssen Sie hier entsprechend abschmecken. Mit Zucker sollten Sie nur ausnahmsweise, am besten überhaupt nicht süßen.
Für alle Süßmittel gilt: Die Menge ist variabel und wird dem persönlichen Geschmack angepasst.
Die Angabe „cholesterinfrei" oder – falls eine geringe, erlaubte Cholesterinmenge enthalten ist – „cholesterinarm" wird das Abschätzen der täglichen Höchstmenge von 300 mg erleichtern, ohne ständig mit dem Taschenrechner nachrechnen zu müssen.
Die Dauer der Haltbarkeit, die ich in den Rezepten angegeben habe, hängt von der Frische der verwendeten Lebensmittel ab.
Zum Beispiel: Nüsse werden nach ein paar Monaten ranzig, vor allem wenn sie gemahlen wurden.
Das Haltbarkeitsdatum muss auf allen Verkaufspackungen stehen. Notieren Sie dieses Datum auf der zubereiteten Speise, sofern Sie diese bevorraten wollen.
Je frischer und natürlicher die Lebensmittel sind – also nicht konserviert, raffiniert oder durch langes Kochen verändert – desto gesünder sind sie.

Mengenangaben

Sofern ich im Rezept keine anderen Angaben gemacht habe, sind die Rezepte für 2 bis 3 Personen gedacht. Ich habe alle Rezepte selbst zubereitet, teilweise mehrfach. Da wir 2 Personen sind, die vegetarisch leben, reichen die Gerichte für uns aus und je nach Hunger, bleibt manchmal ein kleiner Rest. Die nachfolgenden Portionsgrößen werden Ihnen helfen, die richtige Menge zu ermitteln.

Portionsgrößen

Das sind Richtwerte pro Person. Dabei handelt es sich um die Rohware, also die ungekochte Zutat. Kartoffeln und Gemüse werden ohne Schale gewogen. Bei Fleisch und Fisch ist die in der mitteleuropäischen Küche „übliche" Menge gemeint.

Klare Suppe als Vorspeise	250 ml
Gebundene Suppen als Vorspeise	150 ml
Gebundene Suppe als Hauptgericht	400 ml
Blattsalat als Vorspeise	50 bis 80 g
Gemüse als Beilage	150 bis 200 g
Gemüse als Hauptgericht	300 bis 400 g
Kartoffeln als Beilage	150 bis 200 g
Kartoffeln als Hauptgericht	250 bis 300 g
Klöße als Beilage	250 g
Teigwaren (z. B. Nudeln) als Beilagen	50 bis 70 g
Teigwaren als Hauptgericht	75 bis 100 g
Teigwaren als Suppeneinlage	20 bis 30 g
Reis als Beilage	60 bis 85 g
Reis als Hauptgericht	75 bis 100 g
Reis als Suppeneinlage	15 bis 20 g
Hülsenfrüchte als Hauptgericht	80 bis 100 g
Fleisch mit Knochen	200 bis 250 g
Fleisch ohne Knochen	150 bis 200 g
Hackfleisch	125 bis 150 g
Geflügel (Pute, Gans, Ente) mit Knochen	250 bis 400 g
Geflügel ohne Knochen	150 bis 200 g
Hähnchen mit Knochen	500 g
Schnitzel, Steak, Kotelett	150 bis 200 g
Wild mit Knochen	250 bis 300 g
Wurst als Belag	100 g
Käse als Belag	100 g

Portionsgrößen (Fortsetzung)

Fisch mit Gräten	250 bis 300 g
Fisch ohne Gräten	150 bis 200 g
Frisches Obst	200 g
Kompott	150 g
Wein	250 ml
Bier	500 ml

Abkürzungen und Maße

EL	Esslöffel
TL	Teelöffel
Msp	Messerspitze
ml	Milliliter
Bechertasse	etwa 250 ml
Tasse	etwa 150 ml

Tipps

Braten im Backofen

Fleisch wird magerer, wenn es im Backofen gegrillt wird. Schieben Sie ein mit Wasser gefülltes Backblech (Fettpfanne) in das untere Fach. Heizen Sie den Ofen bei starker Hitze vor; am besten mit dem eingebauten Grill oder bei Heißluft. Legen Sie den gewürzten Braten auf einen Gitterrost und schieben Sie ihn oberhalb des Wasserbackblechs in den Ofen.

Das Wasser sorgt dafür, dass der Braten nicht austrocknet. Das Fett tropft in das Wasser. Das Backblech lässt sich anschließend leichter reinigen. Den Braten nach 5 bis 10 Minuten wenden. Sobald sich eine Kruste gebildet hat – je nach Hitze dauert das etwa 10 Minuten –, stellen Sie die Temperatur auf ungefähr 180 °C und garen den Braten fertig. Als Faustregel für die Bratzeit gilt:

10 Minuten je Zentimeter Fleischhöhe = durchgebraten;

8 Minuten je Zentimeter = innen rosa.

Viele Gewürze, beispielsweise Curry, Paprika und Pfeffer, verbrennen beim Braten und sollten erst kurz vor dem Servieren zugefügt werden.

Eier: Frische erkennen

Rohe frische Eier bleiben im Wasser auf dem Boden liegen, ältere stellen sich auf oder schwimmen oben, da ein Teil der Eiflüssigkeit durch die Schale verdunstet ist.
Aufgeschlagene rohe, frische Eier haben ein festeres Eiweiß.

Gefrierbeutel verschließen

Praktisch und schnell geht es mit Wäscheklammern.

Gemüse und Obst

bleibt länger frisch, wenn es ungewaschen im Kühlschrank aufbewahrt wird.

Gurken, Avocado und Tomaten

Alle drei dürfen nicht in den Kühlschrank. Gurken werden glasig, Avocados werden schwarz und Tomaten verlieren ihren Geschmack.

Hefekuchen

Wer noch nie einen Hefekuchen gebacken hat, sollte mit Dinkelmehl anfangen, da Dinkel besonders leicht zu verarbeiten ist.
Keine Angst vor Hefe, all die Geschichten, dass niemand in die Küche darf oder ein offenes Fenster für Zugluft sorgen könnte, sind unwahr. Benutzen Sie Trockenhefe, denn dann können alle Zutaten in eine Schüssel gefüllt und verrührt werden. Der Teig muss dann ein paar Stunden aufgehen und kann gebacken werden. Sie können dafür den Teig sogar in den Kühlschrank stellen. Mehr dazu später.

Mais

erst kurz vor dem Servieren salzen, da die Körner sonst nicht weich werden.

Nadelprobe

Mit einer Metallstricknadel oder einem Fleischspieß in den scheinbar fertigen Kuchen stechen. Bleibt Teig daran kleben, ist er noch nicht fertig gebacken. Brot und Brötchen, die fertig gebacken sind, klingen beim Beklopfen hohl.

Nüsse

Vor allem Walnüsse werden nach wenigen Monaten ranzig. Man sollte davon keinen großen Vorrat anlegen oder machen Sie es wie die Amerikaner: einfrieren!

Salz im Bratfett

Die Chinesen salzen das Bratfett mit der Begründung, dass die Garzeit so verkürzt würde. Kartoffeln bekommen dabei aber keine leckere feste Kruste.

Sojatrunk

Sojatrunk kocht leicht über und brennt schnell an. Also Vorsicht. Sojatrunk gerinnt in Kaffee und bei Zugabe von Gemüsekochwasser oder Zitrone.

Tomaten einfrieren

Ganze, frische Tomaten waschen, abtrocknen und zusammen in einen großen Gefrierbeutel füllen. In der Tiefkühltruhe einfrieren und einzeln nach Bedarf entnehmen Sie bilden eine leckere Grundlage für Gemüsesoßen.

Tomatensoße

Sie schmeckt erst richtig gut, wenn sie bei kleiner Hitze 2 bis 4 Stunden geköchelt hat. Dafür muss natürlich ein Deckel auf dem Topf liegen. Ich lege noch Topflappen auf den Deckel um dabei Energie zu sparen. So kann der Herd auf minimale Temperatur gestellt werden.

Zwiebeln

Etwas Salz in das Bratfett und die Zwiebeln brennen nicht so schnell an und werden glasig. Mit Erdnuss- der Rapsöl gebraten schmecken sie gut als Brotbelag.

Grundrezepte

Kartoffeln kochen

Kartoffeln immer ohne Salz kochen, denn das für die Herztätigkeit wichtige Kalium wird von dem Kochsalz der Kartoffel entzogen. Natrium Chlorid – das Kochsalz – ist ein Antagonist von Kalium.
Vor dem Servieren oder auf dem Teller können Kartoffeln gesalzen werden. Kartoffeln schmecken deutlich besser, wenn sie nicht gekocht, sondern im Dampf gegart werden. Im Handel (Haushaltswaren und Abteilung/Regal im Lebensmittelhandel) bekommen Sie preiswerte, für fast alle Töpfe passende, Einsätze mit Lochung.

Buchweizen kochen

1 Teil Buchweizen (1 Bechertasse für 2 Personen)
2 Teile Wasser
Salz nach Geschmack

Bei geschlossenem Deckel etwa 15 Minuten bei geringer Hitze kochen.

Hirse kochen

1 Teil Hirse (1 Tasse für 2 Personen)
4 Teile Wasser
Salz

Die Hirse gründlich waschen, denn sie ist fetthaltig und dieses Fett wird schnell ranzig. Das Kochwasser salzen. Bei aufgelegtem Deckel kochen.
Garzeit: 30 Minuten bei geringer Hitze.

Quinoa kochen

1 Teil Quinoa (1 Bechertasse für 2 Personen)
2 Teile Wasser
Salz

Das Kochwasser salzen. Mit aufgelegtem Deckel bei sehr geringer Hitze nicht länger als 20 Minuten kochen, denn Quinoa verliert sonst an Geschmack.

Reisgerichte

Reis kochen

Reis sollte, wie in Asien, so gekocht werden, dass das Wasser verkocht, denn nur so bleiben die Vitamine und Mineralien enthalten und landen nicht mit dem Kochwasser im Abfluss.

Reis Grundrezept

1 Teil Reis (1 Tasse für 2 Personen)
2 Teile Wasser
Salz

oder

Reismenge nach Bedarf
Wasser, etwa einen Fingerbreit mehr, als Reis im Topf ist
Salz

Den Reis waschen. Das Kochwasser salzen. Bei aufgelegtem Deckel kochen. Vollreis 30–40 Minuten bei geringer Hitze und weißen Reis 10–20 Minuten bei geringer Hitze garen.

Curryreis

1 Tasse Basmatireis
2 Tassen Wasser
1 EL Currypulver
½ TL Salz, sofern nicht schon im Currypulver enthalten

Das Currypulver mit einem Schneebesen in das Wasser einrühren, den gewaschenen Reis dazugeben, aufkochen und zugedeckt bei geringer Hitze garen. Die Garzeit richtet sich nach der Reissorte. Gut schmecken vor allem der Basmatireis „Tilda“ aus dem Asienladen oder „Echter Basmati Reis“ aus dem Naturkostladen.

Varianten:

- Statt Curry Kurkuma verwenden.
- Statt Curry Paprika, edelsüß, verwenden.
- Statt Curry 3 bis 5 Fäden zerriebenen Safran verwenden.

Reisnudeln kochen

100 g Reisnudeln (für 2 Personen)
1 Liter Wasser
Salz nach Geschmack

Salzwasser kochen und die Nudeln dazugeben. Bei geringer Hitze 5 bis 7 Minuten garen und das restliche Wasser anschließend abgießen.

oder

100 g Reisnudeln
750 ml Gemüsebrühe

Die Nudeln in die kochende Brühe geben und diese vollständig, ohne Deckel, verkochen.

Nudelgerichte

Nudeln herstellen, Grundrezept

Nicht nur Weizen- und Roggenmehl sind für Nudeln geeignet. Daneben gibt es eine große Auswahl an Getreidesorten, die teilweise besser schmecken. Genau wie Weizen und Roggen benötigen Dinkel und Grünkern keine weiteren Zusätze außer Wasser. Dafür muss Nudeln aus Quinoa, Hirse, Amaranth und Reis 1 % Verdickungsmittel, zum Beispiel Guarkern- oder Johannisbrotkernmehl, zugesetzt werden, da ihnen das nötige Klebereiweiß (Gluten) fehlt. Ohne Verdickungsmittel würden sie zerbröseln.
Viele Reformhäuser und Bioläden haben eine Mühle im Laden und bieten an, das gewünschte Getreide frisch zu mahlen.
Gemahlenes Getreide, vor allem das ohne Klebereiweiß, verliert sehr schnell seine wichtigen Mineralien und Vitamine.
Für Nudeln muss das Mehl sehr fein gemahlen sein.

2 Teile Mehl (100 g pro Person)
1 Teil Wasser (50 ml)

Das Mehl in eine Schüssel geben, eine Kuhle formen und das Wasser hineingießen. Mit einem Kochlöffel oder einem Handmixer mit Knethaken, zu einem festen Teig kneten.
Mit trockenen Händen zunächst in der Schüssel den Teig zu einer festen Kugel formen und Nudeln daraus herstellen:

- Nudeln formen: Den Teig mit Hilfe eines Nudelholzes oder einer sauberen, etikettfreien Flasche dünn ausrollen und mit einem scharfen Messer in die gewünschte Form schneiden.
- Dekorative Nudeln formen: Dünn ausgerollt und mit kleinen Plätzchenformen ausgestochen, sind die Nudeln vor allem bei Kindern sehr beliebt.
- Dünn ausrollen und schmale Streifen schneiden.
- Dünn ausrollen und in Rhomben schneiden.
- Dünn ausrollen und mit einem gezackten Teigrädchen schneiden.
- Dünn ausrollen und in handgroße Stücke schneiden für Lasagne.
- Wenn es einmal schnell gehen soll: Eine teelöffelgroße Menge Teig zwischen beide Handflächen nehmen, reibend kleine Würstchen formen und auf einem Teller sammeln.

Cashewnudeln

100 g Vollkornweizenmehl
45 ml Wasser
1 EL Chashewmus
1 TL Salz

Das Cashewmus mit einem Schneebesen in das Wasser einrühren und zusammen mit dem Mehl zu einem Teig, genau wie im Grundrezept beschrieben, verarbeiten.

Varianten:
- Statt Cashewmus Mandelmus verwenden.
- Statt Weizenvollkornmehl Roggenvollkornmehl oder eine Mischung aus beiden.

Kräuternudeln

100 g Weizenvollkornmehl
50 ml Wasser
1 EL Oregano
1 TL Rosmarin
1 TL Basilikum
1 TL Salz

Die Kräuter mit einem Mörser oder zwischen den Handflächen fein reiben und zusammen mit dem Salz unter das Mehl mischen.
Die Zubereitung ist dieselbe wie bei dem Grundrezept.

Varianten:
- Statt Weizenvollkornmehl Roggenvollkornmehl oder eine Mischung aus beiden.
- Statt Salz Kräutersalz verwenden.
- Statt der Kräuter im Rezept frischen, kleingehackten Bärlauch verwenden.

Rote Nudeln

100 g Mehl (beliebiges Mehl)
50 ml Rote-Bete-Saft
1 TL Salz

Die Zubereitung ist genau wie beim Grundrezept.

Gelbe Nudeln

100 g Mehl
50 ml Möhrensaft
1 TL Salz
1 Msp Safran

Die Zubereitung ist genau wie beim Grundrezept.

Buchweizennudeln

100 g feingemahlenes Buchweizenmehl
50 ml Wasser
1 Msp Guarkernmehl oder Johannisbrotkernmehl
1 TL Salz

Das Buchweizenmehl mit dem Verdickungsmittel und dem Salz vermischen und nach Grundrezept zubereiten.

Dinkel-Reis-Nudeln

50 g Dinkelmehl
50 g Reismehl
1 Msp Guarkernmehl oder Johannisbrotkernmehl
50 ml Wasser
1 TL Salz

Dinkel- und Reismehl, Verdickungsmittel und Salz vermischen und mit dem Wasser zu einem festen Teig, wie im Grundrezept beschrieben, verarbeiten.

Variante:

- Statt Reismehl Hirse, Quinoa oder Amaranth, fein gemahlen, verwenden.

Quinoanudeln

100 g feingemahlenes Quinoa
1–2 g Verdickungsmittel
50 ml Wasser
1 TL Salz

Quinoa, Verdickungsmittel und Salz vermischen und mit dem Wasser zu einem festen Teig, wie im Grundrezept beschrieben, verarbeiten.

Amaranthnudeln

50 g Amaranthmehl
50 g Weizenvollkornmehl
1 Msp Verdickungsmittel, 1 TL Salz
50 ml Wasser

Amaranth wird beim Mahlen leider nicht sehr fein. Es sollte daher mit anderem Mehl vermischt werden.
Amaranthmehl, Weizenvollkornmehl, Verdickungsmittel und Salz vermischen und zu einem festen Teig, wie im Grundrezept beschrieben, verarbeiten.

Reisnudeln

In Bioläden und Asienläden gibt es eine kleine Auswahl an fertigen Reisnudeln. Sie sind alle eifrei. In einigen sind außer dem Reismehl auch 10 % Kartoffelmehl enthalten. Hier ein Rezept zum Selbermachen.

100 g feingemahlener Vollkornreis
1 TL Salz, 2 Msp (2 g) Verdickungsmittel
50 ml Wasser

Das Mehl mit dem Salz und dem Verdickungsmittel mischen, das Wasser dazugeben und wie beim Grundrezept zu einem festen Teig verarbeiten.

Variante:

- Statt Reismehl Hirsemehl oder eine Mischung aus beiden verwenden. Hirse benötigt etwas mehr Wasser.

Curry-Reis-Nudeln

100 g feingemahlener Vollkornreis
2 Msp (2 g) Verdickungsmittel
1 gehäufter EL Curry
55 ml Wasser
1 TL Salz

Das Reismehl mit dem Curry und dem Salz vermischen, das Wasser dazu geben und wie beim Grundrezept zu einem festen Teig verarbeiten.

Cashewmus-Reis-Nudeln

100 g feingemahlener Vollkornreis
2 Msp (2 g) Verdickungsmittel
1 EL Cashewmus
45 ml Wasser
1 TL Salz

Das Reismehl mit dem Verdickungsmittel und dem Salz vermischen. Das Cashewmus mit einem Schneebesen in das Wasser einrühren und mit dem Mehl zu einem festen Teig, genau wie im Grundrezept beschrieben, verarbeiten.

Selbstgemachte Nudeln konservieren

Den Teig in Portionskugeln in einem Gefrierbeutel einfrieren oder den Teig zu Nudeln formen, in eine Gefrierdose legen und einfrieren. Die Nudeln auftauen und wie unten beschrieben garen.
Sie können Nudeln auch trocknen: Dafür den Teig in die gewünschte Nudelform bringen, diese auf einem Geschirrhandtuch einlagig verteilen und an einem warmen Ort trocknen. Zimmertemperatur reicht aus, wenn Sie das Handtuch mit den Nudeln in Heizungsnähe legen.

Im Sommer können Sie die Nudeln auch draußen im Schatten trocknen.
Ganz schnell geht es mit einem Dörrgerät. Hier werden die Nudeln auf die Siebe verteilt und getrocknet.
Brechen Sie eine scheinbar getrocknete Nudel durch und Sie werden spüren, ob sie trocken ist oder nicht. Ist sie noch feucht, biegt sie sich.
Zur Lagerung der getrockneten Nudeln können Sie eine Keksdose, einen Gefrierbeutel, der gut verschlossen sein muss, oder eine Gefrierdose mit Deckel verwenden.
Solche Nudeln lassen sich übrigens sehr gut verschenken. Schön verpackt, sind sie sicher etwas ganz Besonderes.

Nudeln kochen

100 g Nudeln
1 Liter Wasser
1 TL Salz
1 EL Speiseöl

Das Salzwasser ohne Öl zum Kochen bringen, die Nudeln in das kochende Wasser geben und – sobald das Wasser wieder kocht – die Temperatur am Herd ganz niedrig stellen.
Erst wenn die Nudeln abgetropft sind, das Öl unterrühren. Es verhindert, dass die Nudeln aneinander kleben. Im Kochwasser nutzt das wenig. Da ist gelegentliches Umrühren hilfreich.
Die Garzeit richtet sich immer nach der Größe der Nudeln.
Wenn Sie nicht abschmecken möchten, nehmen Sie eine scheinbar gare Nudel aus dem Kochwasser und schneiden diese mit einem scharfen Messer durch. Ist sie innen deutlich heller, muss sie noch weiterkochen. Hat sie einen ganz dünnen hellen Strich, hat sie den gewünschten Biss. Meine amerikanische Gastmutter warf eine der Nudeln an die Kachelwand. Blieb sie kleben, befand sie die Nudeln für gar. Ich habe es nie probiert, auch nicht in meiner Amerikazeit (1974), in der ich täglich für die Küche zuständig war, denn sie mochten alle mein „deutsches“ Essen.

Varianten:

- Olivenöl und Oregano in die fertigen Nudeln einrühren.
- Rapsöl und Paprika in die fertigen Nudeln einrühren.
- Kürbiskernöl gibt den Nudeln einen nussigen Geschmack.

Fischgerichte

Seezunge und Räucherlachs in Wirsing

2 Seezungenfilets
Saft von 1/2 Zitrone
Salz, Pfeffer
2 Scheiben Räucherlachs, je ca. 50 g
4 große Wirsingblätter
1 Bechertasse trockener Weißwein
1 Zwiebel
etwas Salz
4 El Rapsöl
2 bis 3 EL Schmand

Die beiden Filets salzen, pfeffern und mit Zitronensaft beträufelt im Kühlschrank ziehen lassen, bis alle anderen Vorarbeiten erledigt sind.
Die Stängel der Wirsingblätter mit einem scharfen Messer abflachen, den Wirsing für etwa 3 Minuten in kochendem Wasser blanchieren und je zwei Blätter übereinander legen.
Für den Fond die Zwiebel im Öl mit etwas Salz glasig braten und mit dem Weißwein ablöschen.
Die Seezungenfilets auf jeweils 2 Wirsingblätter legen, die Lachscheiben darüber decken und zu Rouladen aufrollen, die mit einer Baumwollschnur (natur, ungeleimt) lose zusammen gebunden werden.
Die Fischrouladen in den Fond einlegen und bei aufgelegtem Deckel und geringer Hitze etwa 15 Minuten garen. Die Rouladen vorsichtig entnehmen und den Fond mit Schmand abschmecken. Die Baumwollschnur lösen, die Rouladen auf Teller legen und mit der Schmand-Soße übergießen.

Schollenfilet im Kräuterdampf

4 Schollenfilets
Saft von 1 Zitrone, Salz
1 Bechertasse Wasser
1 Bund Thymian oder 3 EL Thymian, getrocknet

Die Filets mit Zitrone beträufeln und 15 Minuten ziehen lassen. Nebenbei den Thymian bei aufgelegtem Deckel und geringer Hitze etwa 10 Minuten in einem Topf mit Dämpfeinsatz im Wasser köcheln lassen.
Die Filets salzen, in den Dämpfeinsatz legen, den Einsatz in den Topf stellen und bei aufgelegtem Deckel knapp unter dem Siedepunkt etwa 5 Minuten dämpfen.

Varianten:
- Einen Teil des Thymians durch Rosmarin ersetzen.
- Thymian durch die Kräuter de Provence ersetzen.

Lachs, überbacken

400 g Lachsfilet
400 g Karotten
1 Zwiebel
4 El Rapsöl,Salz
1 EL Cashewmus
1/2 TL Pfeilwurzelstärke
1 Bechertasse Weißwein oder Wasser
Käsescheiben

Die Zwiebel in Ringe und die Karotten in Scheiben schneiden, im salzigen Öl andünsten. Mit Wein oder Wasser ablöschen und halb garen. Das Gemüse in eine Auflaufform füllen und mit den rohen Fischfilets bedecken. Das Gemüsewasser mit Pfeffer abschmecken, das Cashewmus sowie die Pfeilwurzelstärke unterrühren und über den Fisch und das Gemüse gießen. Mit ein paar dünnen Käsescheiben belegen, einen Deckel oder Alufolie auflegen und im Backofen bei 160 °C Heißluft garen. Während der letzen Minuten den Deckel abnehmen, damit der Käse kross wird.

Seefisch mit Mandeln

400 g Seefischfilets
3 EL Erdnussöl
1 Tasse gehobelte Mandeln
Salz

Die Fischfilets salzen und in Öl beidseitig gar braten. Die Fischfilets auf einen vorgewärmten Servierteller legen und die Mandelscheiben in derselben Pfanne in dem darin verbliebenen Fett hellbraun braten und auf den Fisch häufeln. Da die Mandeln sehr aromatisch und lecker sind, mit diesen nicht sparen.

Gedünstete Seezunge

400 g Seezungenfilets
2 Liter Wasser
1/4 Tasse Essig
Salz
Petersilie
Zitronensaft
3 EL kaltgepresstes Öl nach Geschmack

Das Wasser mit Essig und Salz erwärmen, die Filetstücke vorsichtig einlegen, kurz aufkochen und bei ausgeschalteter Herdplatte weitere 10 Minuten garen. Den Fisch vorsichtig aus dem Sud heben, mit Öl beträufeln und mit reichlich feingehackter Petersilie bestreuen.

Kräuterfisch

Pro Person
1 Seefischfilet, ca. 200 g
je Filet 1 Bund glatte Petersilie
1/2 Bund Schnittlauch
1 EL Raps- oder Sonnenblumenöl
Salz
Zitronensaft

Die Filetstücke salzen, mit Öl beträufeln, zusammen mit ganzen Kräutersträußen oder -blättern einzeln in Alufolie wickeln und im vorgeheizten Backofen bei 160 °C Heißluft je nach Größe der Filets etwa 20 bis 30 Minuten garen. Vor dem Servieren die Kräuter entnehmen, mit Zitronensaft würzen und servieren.

Geflügelgerichte

Putenschnitzel

Pro Person
1 Putenschnitzel, Erdnussöl
1 Banane
1 Prise Salz und Pfeffer
1 TL Curry

Die Putenschnitzel in einer großen Pfanne im Erdnussöl braten. Die Bananen schälen, längs halbieren und beidseitig mitbraten. Die Putenschnitzel salzen, pfeffern und mit Curry überstreuen. Die Bananen auf die Schnitzel legen und heiß zu Reis und Gemüse servieren.

Varianten:
- Natürlich schmeckt das mit jedem Geflügelfleisch.
- Ohne Curry und Pfeffer schmeckt es auch gut.

Zwiebeln und Hähnchenschenkel

4 Hähnchenschenkel
3 Zwiebeln
2 EL Rapsöl
1 EL mildes Paprikapulver
1 gestrichener TL Salz

Die grob geschnittenen Zwiebeln in Öl und Wasser anbraten und die von der Haut befreiten Hähnchenschenkel dazugeben. Bei geringer Hitze mit aufgelegtem Deckel garen und vor dem Servieren mit Paprika würzen.

Variante:

- Einen Esslöffel Cashewmus und ½ Tasse Reisdrink kurz vor dem Servieren unterrühren.

Hühnerfrikassee

Pro Person
100 g Hühnerfleisch
½ rote Paprika
½ grüne Paprika
1 kleine Zwiebel
4 EL Rapsöl, 1 TL Salz
1 große Tomate
1 kleine Tasse Hühnerbrühe
½ TL Pfeffer
1 EL mildes Paprikapulver

Das Hühnerfleisch ohne Haut, die Tomate und die Paprikahälften in kleine Stücke schneiden. Die Zwiebel schälen, kleinschneiden und im gesalzenen Rapsöl anbraten. Hühnerfleisch und Paprika dazugeben, dabei häufig rühren. Die Tomatenstücke und die Hühnerbrühe nach wenigen Minuten dazugeben. Die Garzeit richtet sich nach der Größe der Stücke, ist aber nicht länger als etwa 10 Minuten. Das Hühnerfleisch muss auch innen gar sein. Das Gemüse ist dann noch knackig und vitaminreich. Mit Pfeffer und Paprika würzen.

Varianten:

- Statt Brühe Tomatensaft oder Reisdrink verwenden.
- Zum Schluss einen EL Cashewmus einrühren.
- Nach Bedarf mit etwas Pfeilwurzelstärke eindicken.

Gewürzte Hähnchenschenkel

4 Hähnchenschenkel
2–3 EL Olivenöl
1 EL Oregano
1 EL mildes Paprikapulver
1 gestrichener TL Kräutersalz

Die Hähnchenschenkel von der Haut befreien, in eine Schüssel legen, mit einem Pinsel einölen und mit den Gewürzen und dem Salz bestreuen. Bis 24 Stunden im Kühlschrank aufbewahren, damit die Gewürze einziehen können. Die Schenkel mit dem Öl und den Gewürzen in eine Pfanne legen und mit aufgelegtem Deckel bei geringer Hitze garen.

Varianten:
- Mit Chili nachwürzen
- Mit Pfeffer nachwürzen
- 1 EL Cashewmus kurz vor dem Servieren unterrühren.
- 1 EL Mandelmus kurz vor dem Servieren unterrühren und mit gerösteten Mandeln bestreuen.

Gefülltes Hähnchen

1 Brathähnchen (800–1000 g)
1 Beutel trockenes Mischobst
½ Liter Apfelsaft
1 EL Salz
1 TL Pfeffer
2 EL Paprika, mild
Pfeilwurzelstärke

Das Hähnchen salzen und würzen, mit der Hälfte des Mischobstes füllen, in einen Bräter legen und anbraten. Den Rest des Mischobstes und den Apfelsaft ebenfalls in den Bräter geben und etwa eine Stunde zugedeckt bei 180 °C im Backofen garen. Vor dem Verzehren die cholesterinreiche Haut entfernen.
Die Soße mit etwas Pfeilwurzelstärke binden.

Varianten:
- Vor dem Servieren der Soße das schwimmende Fett abschöpfen.
- Die Soße vor dem Servieren mit einem Pürierstab zerkleinern.
- Die pürierte oder nichtpürierte Soße mit einem EL Cashewmus andicken.
- Statt Mischobst nur getrocknete Äpfel verwenden.

Mayonnaiseersatz

Tofumayonnaise mit Zitronensaft

100 g Tofu, neutral
1 Tasse Wasser
Saft von ½ Zitrone
1 EL Distelöl
1 TL Senf
3 TL Sojasauce

Alle Zutaten mit einem Schneebesen oder Handmixer schaumig schlagen. Da einige der Zutaten schon gesalzen sind, ist ein Nachsalzen meistens nicht nötig.

Tofumayonnaise mit Essig

100 g Tofu, neutral
2 EL Essig, z. B. weißer Balsamico
4 EL Distelöl
Salz

Den Tofu, Essig und Öl mit einem Schneebesen oder Handmixer schaumig schlagen. Mit Salz abschmecken.

Varianten:
- Statt Essig Zitronensaft verwenden.
- Statt Salz Kräutersalz verwenden

Tofuremoulade

100 g Tofu, neutral
2 EL Essig
4 EL Distelöl
1 EL feingeriebener Rosmarin
1 EL Oregano

1 EL Basilikum
1 TL Thymian
Salz

Den Tofu und die restlichen Zutaten mit einem Schneebesen schaumig schlagen.
Die Kräuter sind, bis auf Rosmarin, aromatischer, wenn sie getrocknet sind und vor der Verwendung zerrieben werden. Mit Salz abschmecken.

Varianten:
- Statt Essig Zitronensaft verwenden.
- Statt Salz Kräutersalz verwenden.
- Statt der oben genannten Kräuter andere frische, gehackte Gartenkräuter, wie beispielsweise Estragon, Kerbel, Petersilie und/oder Schnittlauch verwenden.
- Im Frühling schmeckt gehackter Bärlauch in der Mayonnaise im Kartoffelsalat.

Tofu-Frucht-Mayonnaise

100 g Tofu, neutral
2 EL Distelöl
1 kleine Tasse frischer Orangensaft
Salz
Pfeffer nach Geschmack

Alle Zutaten mit einem Schneebesen oder Handmixer schaumig schlagen, nach Geschmack mit Pfeffer würzen.

Varianten:
- Statt Orangensaft 3 EL Zitrone verwenden.
- ½ TL Agavendicksaft bei Zitrone vermindert den sauren Geschmack.

Mayonnaise mit Ei-Ersatz

2 EL Ei-Ersatz, 50 ml Wasser
1 TL Essig
250 ml Distelöl
1 gestrichener TL Salz

Den Ei-Ersatz in lauwarmem Wasser quellen lassen, außer Öl alle Zutaten unterrühren. Mit einem Handmixer schlagen und das Öl erst tropfenweise, später etwas schneller dazugeben.

Varianten:

- Mit etwas Senf abschmecken.
- Statt Essig Zitronen- oder Orangensaft verwenden.
- Statt Distelöl Kürbiskernöl verwenden. In diesem Fall passt vor allem ein Balsamico-Essig dazu.

Remoulade mit Ei-Ersatz

2 EL Ei-Ersatz, 50 ml Wasser
1 TL Essig
250 ml Distelöl
1 gestrichener TL Salz
2 Msp Pfeffer
3 EL Oregano
2 EL Basilikum
1 EL Rosmarin
1 TL Thymian

Den Ei-Ersatz in lauwarmem Wasser quellen lassen, außer Öl alle Zutaten unterrühren. Die Kräuter werden aromatischer, wenn sie kurz vor der Verwendung zerrieben werden. Mit einem Handmixer schlagen und das Öl erst tropfenweise, später etwas schneller dazugeben.

Varianten:
- Statt Essig Zitronensaft verwenden.
- Im Frühling frischen, gehackten Bärlauch statt der Kräuter verwenden.

Kräutermayonnaise mit Ei-Ersatz

2 EL Ei-Ersatz
50 ml Wasser
1 TL Zitronensaft
250 ml Distelöl
1 TL Salz
1 Bund Petersilie
1 Bund Schnittlauch
½ Bund Dill

Den Ei-Ersatz in lauwarmem Wasser quellen lassen. Die Kräuter möglichst klein hacken. Außer Öl alle Zutaten unterrühren, mit dem Handmixer schlagen und das Öl erst tropfenweise, später etwas schneller dazugeben.

Varianten:
- Statt Zitronensaft Essig verwenden
- Frischer, gehackter Bärlauch im Frühling statt der Kräuter im Rezept, schmeckt lecker. Dazu passt dann auch Kürbiskernöl.

Salatsoßen

Die Mengenangaben sind für einen großen Salatkopf oder eine entsprechende Menge Paprikaschoten, Gurke, Möhren usw. vorgesehen.
Schleudern Sie den Salat nach dem Waschen und die Salatsoße wird nicht mit Salatwaschwasser verdünnt. Salatschleudern gibt es relativ preiswert in Haushaltswarengeschäften.
Essig und Öl mit einem Schneebesen verrührt, emulgiert, wird also cremig.

Essig-Öl-Soße

1 Teil Essig
2 Teile Speiseöl
Salz

Alle drei Zutaten, Menge je nach Bedarf, mit einem Schneebesen zu einer Emulsion schlagen, direkt vor dem Servieren über den Salat gießen und vorsichtig vermischen.
Diese Salatsoße können Sie geschmacklich mit besonderem Essig oder verschiedenen Ölen variieren und erheblich im Geschmack verfeinern.

Vorschläge für Essig

Himbeeressig schmeckt fruchtig. Sie können ihn selbst mit frischen Himbeeren ansetzen.
Balsamico, Balsamessig, Aceto Balsamico oder Balsamico di Modena ist ein sehr leckerer Essig, den es in verschiedenen Qualitäten gibt, wobei diese nicht nur von der Traube abhängt, sondern auch von der Lagerzeit. Es gibt hellen und in dunklen Balsamico. Ich finde allerdings nur den dunklen wirklich lecker.
Sherryessig ist sehr aromatisch, hat oft einen hohen Säuregehalt und wird aus der Palominotraube hergestellt. Ein paar Tropfen genügen meistens, um den gewünschten Geschmack zu bekommen.
Kräuteressig gibt es zu kaufen, lässt sich aber auch leicht selbst herstellen. Dafür einfach ein paar getrocknete Kräuter in ein Glas füllen, mit Essig Ihrer Wahl auffüllen und einige Wochen lang ziehen lassen.
Apfelessig ist ein Klassiker, der aber längst nicht so gut schmeckt wie Balsamico oder Sherryessig.
Branntweinessig und Weinessig sind am preiswertesten, aber nicht so delikat wie die oben genannte Essigarten.

Vorschläge für Speisöle

Mehr zum Thema im entsprechenden Kapitel (Seite 40 ff). Hier kurz zur Erinnerung:
Distelöl ist cholesterinsenkend und hat einen fein nussigen Geschmack.
Sonnenblumenöl schmeckt leicht nussig.
Walnussöl, die Königin der Öle, kann gut mit Distelöl vermischt werden.

Kürbiskernöl ist ganz dunkel und nussig lecker. Mit Kürbiskernöl und Balsamico gelingt jeder Salat. Auch wenn Kürbiskernöl mit Distelöl verlängert wird, schmeckt man das Kürbisaroma heraus.

Kräuteressig, Kräuteröl

1 dekorative Flasche mit Essig oder Öl
getrocknete Kräuter

Jeder Essig und jedes Öl sind geeignet; das Herstellungsverfahren ist in beiden Fällen gleich. In Delikatessgeschäften gibt es getrocknete, unzerkleinerte Kräuter, zum Beispiel Oregano, Basilikum, Rosmarin, Thymian, Lorbeer, Majoran. Im Sommer gibt es diese Kräuter auch frisch. Trocknen Sie sie in kleinen Sträußchen an einem warmen Ort.
Stecken Sie so viele getrocknete Kräuter wie erwünscht oder möglich in eine von innen sorgfältig gereinigte Flasche und füllen Sie diese mit Essig bzw. Öl auf. Etwa vier Wochen lagern. Ist der Essig beziehungsweise das Öl aufgebraucht, füllen Sie die Flasche einfach wieder auf. Die Würzkraft der Pflanzen reicht für mehrere Aufgüsse. Ihre Nase wird Ihnen sagen, wann die Kräuter ausgetauscht werden sollten.
Wenn Sie Knoblauch im Essig mögen, dürfen Sie nur eine frische Knoblauchzehe pro Flasche zufügen, denn sonst gärt der Essig.

Kräutersalatsoße

4 EL Distelöl, 2 EL Essig
1 Bund Petersilie
1 Bund Schnittlauch
1 Msp Pfeffer, 1 Msp Salz

Die Kräuter waschen, kleinschneiden, mit den restlichen Zutaten vermengen und über den Salat gießen.

Varianten:

- Dill bei Gurkensalat ergänzen oder statt der anderen Gewürze verwenden.
- Statt Essig Zitronensaft verwenden.
- Statt der Kräuter Rucola ganz klein hacken und zufügen.
- Bärlauch ist ebenfalls eine gute Variante.

Salatsoße mit Mittelmeerkräutern

4 EL Olivenöl
2 EL Balsamico
2 EL getrocknete Kräuter, z. B. Oregano und Basilikum
1 Msp Salz

Die Kräuter mit einem Mörser oder zwischen den Handflächen fein zerreiben. Alle Zutaten mit einem Schneebesen vermengen und die Soße direkt vor dem Servieren über den Salat gießen.
Schmeckt vor allem zu griechischem Salat aus knackigem grünen Salat, Tomaten und Gurken.

Apfelsaftsalatsoße

1/4 Tasse Apfelsaft ohne Zucker
1 EL Balsamico oder Sherryessig
4 EL Kürbiskernöl
1 Prise Salz

Alle Zutaten mit einem Schneebesen verrühren und über den Salat gießen.

Varianten:

- Statt Apfelsaft Orangensaft verwenden.
- Mit etwas Süße wie beispielsweise Agavendicksaft oder Ahornsirup abschmecken.
- In die Salatsoße einen geriebenen Apfel einrühren.

Orangensalatsoße

Saft von 1 Orange
Saft von 1/4 Zitrone
1 TL Ahornsirup
4 EL Kürbiskernöl
1 Prise Salz
1 Msp Zimt

Alle Zutaten mit einem Schneebesen verrühren und über den Salat gießen.

Variante:
- 1 EL Öl durch 1 EL Cashew- oder Mandelmus ersetzen.

Bananensalatsoße

1 reife Banane
1 Tasse Apfelsaft ohne Zucker
3 EL Kürbiskernöl
½ Tasse Rosinen oder Weinbeeren
½ Tasse Mandelsplitter
½ Tasse Sonnenblumenkerne
1 Msp Salz

Die Banane zerdrücken, mit einem Schneebesen cremig schlagen und die restlichen Zutaten dazugeben. Über den Salat gießen und mit den Sonnenblumenkernen und Mandeln dekorieren.

Varianten:
- Den Apfelsaft durch Orangen- oder Mandarinensaft ersetzen.
- Die Mandeln und Sonnenblumenkerne vorher rösten.
- Mit etwas Mandelmus abschmecken.

Fruchtige Salatsoße

1 EL Himbeeressig
3 EL Distelöl
½ Tasse Orangensaft
½ Tasse Rosinen oder Weinbeeren
½ Tasse Mandelsplitter
Saft von 1 Orange
1 Prise Salz

Die geschälte Orange in kleine Stücke schneiden, mit den restlichen Zutaten vermengen und über den Salat gießen

Varianten:
- Orangensaft durch den etwas süßeren Mandarinensaft austauschen.
- Das Distelöl oder den Himbeeressig nach Geschmack auswählen.
- Mit etwas Mandelmus anreichern.
- Einen geriebenen Apfel zufügen.

Eingedickte Salatsoße

1 Tasse Orangensaft ohne Zucker
1 EL Zitronensaft
3 EL Distelöl
1 TL Birnen- oder Apfeldicksaft
1 EL Apfelpektin
1 Msp Salz

Das Apfelpektin in den Saft streuen und mit einem Schneebesen verrühren. Die restlichen Zutaten dazugeben.
Die Salatsoße wird nach wenigen Minuten zähflüssig und bleibt so besser an den Salatblättern haften. Apfelpektin ist außerdem ein sehr gesunder Ballaststoff.

Varianten:
- Den Orangensaft gegen Apfelsaft tauschen.
- Statt Zitronensaft Essig verwenden.
- Das Öl teilweise gegen Kürbiskern- oder Walnussöl austauschen.
- Statt Birnen- oder Apfeldicksaft etwas Agavendicksaft oder Ahornsirup verwenden. Beide sind süßer als die Fruchtdicksäfte.

Cashewsalatsoße

1 Tasse Orangensaft
1 EL Cashewmus
1 EL Zitronensaft
1 TL Apfelpektin
1 Msp Salz
1 kleine Tasse Cashewkerne

Das Apfelpektin in den Saft streuen und mit einem Schneebesen verrühren. Die restlichen Zutaten, außer den Cashewkernen, unterrühren.
Die Salatsoße über den Salat gießen und mit den Cashewkernen dekorieren.

Variante:
- Den Orangensaft gegen Apfel-, Trauben- oder Maracujasaft austauschen.

Weinbeersoße

4 EL Kürbiskernöl
2 EL Balsamico
3–4 EL Weinbeeren (möglichst kernlos)
1/2 Tasse Mandelscheiben
1 Msp Salz

Die Weinbeeren mit dem Essig und Öl im Mörser oder mit dem Mixer pürieren, was mitunter eine Herausforderung ist, aber die Mühe lohnt sich. Mit Salz abschmecken und mit den Mandeln anreichern.

Varianten:
- 1 El Öl durch Mandelmus ersetzen.
- Die Mandeln rösten.

Sauerrahmsalatsoße

1 kleiner Becher magerer Sauerrahm (saure Sahne)
1 EL Essig
2 EL Distelöl
1 Msp Salz

Die Zutaten vermengen und über den Salat gießen.

Variante:
- Mit frischen, gehackten Gartenkräutern abschmecken.

Kräuter-Sauerrahm-Salatsoße

1 kleiner Becher Sauerrahm (Saure Sahne), Magerstufe
1 EL Zitrone
2 EL Distelöl
1 Bund Petersilie
1 Bund Schnittlauch
1–2 Zweige Dill
1 Msp Salz

Die Kräuter waschen, zerhacken, mit den restlichen Zutaten vermengen und über den Salat gießen.

Varianten:
- Essig statt Zitronensaft.
- Zusätzlich 1 EL Cashewmus einrühren.
- Statt Sauerrahm ein mageres Joghurt pur verwenden.

Zitronen-Tofu-Salatsoße

100 g Tofu, neutral
Saft von 1 Zitrone
1 EL Birnendicksaft
3 EL Distelöl
1 Msp Salz
1 Prise Pfeffer

Den Tofu mit einem Mixer pürieren, mit den restlichen Zutaten cremig schlagen und über den Salat gießen.

Varianten:
- Zitrone statt Essig.
- Birnendicksaft weglassen oder durch Apfeldicksaft ersetzen.

Orangen-Tofu-Salatsoße

100 g Tofu
1 EL Cashewmus
2 EL Distelöl
1 Tasse frischer Orangensaft
1 EL Apfelpektin
½ Tasse Rosinen
1 Msp Salz

Den Tofu mit einem Mixer pürieren. Das Apfelpektin im Orangensaft auflösen und zusammen mit dem Cashewmus, Öl, Salz und Tofu cremig schlagen. Die Soße über den Salat gießen und mit den Rosinen bestreuen.

Varianten:
- Statt Rosinen kalifornische Weinbeeren oder frische Orangenstücke verwenden.
- Statt Cashewmus Mandelmus oder Mischmus verwenden.
- Mit einer Prise Zimt abschmecken.
- Apfelsaft statt Orangensaft und Apfel statt Orange verwenden.

Die Salatsoßenkönigin

3 EL Kürbiskernöl
1 EL Mandelmus
2 El Balsamico
1 Msp Salz
1–2 Msp Bourbon-Vanille

Zunächst das Mandelmus in das Öl einrühren und dann die anderen Zutaten zufügen. Mit dieser Soße bringen Sie alle Gäste zum Staunen.

Varianten:
- ½ TL Agavendicksaft verfeinert die Soße, könnte Ihnen aber zu süß sein.
- Statt Mandelmus schmeckt auch Mischmus ausgezeichnet dazu. Doch Vorsicht wegen des Erdnussanteils. Vorher mit dem Gast abklären, ob Erdnüsse vertragen werden.
- Geröstete Mandelscheiben- oder splitter krönen den Salat.
- Ich reiche dazu gerne kleine selbstgebackene Brötchen.

Salate

Tomatensalat

400 g Cocktailtomaten
2 EL Balsamico
4 EL Olivenöl
2 EL Oregano
1 EL Basilikum
1 TL Kräutersalz

Die Tomaten waschen, halbieren, salzen und mit der Essig-Öl-Soße übergießen. Die Kräuter zwischen den Händen fein reiben und dazugeben.

Varianten:

- Statt der getrockneten Kräuter frisches Basilikum verwenden.
- Etwas Mozarella und viel Basilikum dazu.

Zucchinisalat

Pro Person
1 mittlere Zucchini
3 kleine Tomaten
4 EL Olivenöl
2 EL Basilikum
1 EL Oregano
1 TL Salz

Die Zucchini in dünne Scheiben schneiden, mit heißem Wasser überbrühen und in einem Sieb abtropfen lassen. Die Tomaten in Scheiben schneiden, mit den erkalteten Zucchinischeiben in eine Schüssel geben und mit der Essig-Öl-Soße übergießen. Oregano zwischen den Händen fein zerreiben und unterrühren.

Variante:

- Frisches Basilikum statt Oregano.

Karottensalat

300 g Karotten
4 EL Sonnenblumenöl
3 EL Zitronensaft
Saft einer Orange
1 EL Honig
½ TL Salz
Sonnenblumenkerne, ohne Fett angeröstet

Die Karotten klein raspeln und alle anderen Zutaten, gut vermischt, unterrühren. Mit Zitronensaft oder Honig gegebenenfalls nochmals nachwürzen. Die gerösteten Sonnenblumenkerne darüber streuen.

Hawaiisalat

½ Eisbergsalat
1 kleine frische Ananas
1 Apfel
1 Banane
4 EL Distelöl
1 Bechertasse Apfelsaft
1 TL Apfelpektin
½ TL Salz
Pfeffer
1 Tasse Weinbeeren

Den Eisbergsalat waschen und kleinschneiden. Ananas und Apfel in kleine Würfel und die Banane in dünne Scheiben schneiden.
Das Apfelpektin in den Apfelsaft streuen und verrühren. Das Distelöl dazugeben und die Soße mit Salz und Pfeffer abschmecken.
Den Eisbergsalat mit dem Obst vermischen, die Salatsoße darüber gießen und verrühren.
Mit den Weinbeeren dekorieren und bald verzehren.

Gemüsesalat

½ Eisbergsalat
½ Blumenkohl
1 kleiner Brokkoli
½ Bechertasse Gemüsebrühe
3 EL Balsamico
6 EL Distelöl
½ TL Salz

Blumenkohl und Brokkoli zu kleinen Rosen brechen und in der heißen Gemüsebrühe 5 Minuten ziehen lassen. Nicht kochen lassen, da so die Vitamine besser erhalten bleiben. Die Brühe abgießen. Den Eisbergsalat waschen, kleinschneiden und zu dem erkalteten Gemüse geben. Essig und Distelöl unterrühren, mit Salz abschmecken und bald verzehren.

Rote-Bete-Salat

1 Rote Bete / Rande
1 Apfel
1 Karotte
½ Eisbergsalat
5 El Kürbiskernöl
3 EL Balsamico
½ TL Salz

Die Rote Bete, die Karotte und den Apfel reiben, mit Öl und Essig verrühren und den kleingeschnittenen Salat unterrühren.

Varianten:

- 1 Tasse Weinbeeren dazu.
- 1 EL Kürbiskernöl und 4 EL Raps- oder Distelöl.

Karottensalat mit Orangen

300 g Karotten, 2 Orangen
4 EL Kürbiskernöl
½ Zitrone
1 TL Agavendicksaft
1 Bechertasse frischer Orangensaft
Salz

Die Karotten raspeln, die Orangen in Stücke schneiden. Die restlichen Zutaten zu einer Soße verrühren und alles vermischen. Mit Salz abschmecken. Bei Bedarf mit Agavendicksaft oder Zitrone nachwürzen.

Soßen zu Gemüse

Gemüsesoße

1 Schöpflöffel gegartes Gemüse
1 EL Cashewmus
1 Tasse Reisdrink
1 TL Pfeilwurzelstärke
Gewürze nach Bedarf
Salz nach Bedarf

Diese Soße passt zu jedem Gemüse, denn sie wird aus dem Gemüse gemacht, für das sie verwendet wird. Dafür am besten das Gemüse im Dünsteinsatz dünsten. Nehmen Sie etwas von diesem Gemüse und zaubern Sie daraus eine Soße.
Das Gemüse für die Soße und die restlichen Zutaten pürieren. Das Dünstwasser weggießen, den Einsatz aus dem Topf nehmen und das Gemüse zusammen mit der Soße kurz aufkochen und servieren.

Varianten:
- Statt Reisdrink Magermilch verwenden.
- Das Cashewmus gegen ein anderes Nussmus (Seite 47) austauschen.
- Eine frische kleine Zwiebel mitpürieren.
- Kräuter mitpürieren.

Zwiebelsoße

4–6 Zwiebeln
1 EL Agavendicksaft
1 Bechertasse Reisdrink
1 EL Cashewmus
½ TL Salz

Diese Soße passt zu beinahe jedem Gemüse.
Die Zwiebeln kleinschneiden und im Agavendicksaft mit Salz bei mittlerer Hitze anbraten. Dabei darf der Agavendicksaft nicht anbrennen. Sobald die Zwiebeln goldbraun sind, mit Reisdrink ablöschen. Das Cashewmus dazugeben und alles mit einem Pürierstab zu einer cremigen Soße verarbeiten. Diese Soße über gedünstetes Gemüse gießen.

Varianten:
- Eventuell mit Pfeilwurzelstärke andicken.
- Statt Zwiebeln Lauch verwenden.
- Statt Agavendicksaft Rapsöl verwenden.
- Das Nussmus austauschen.
- Statt Reisdrink passt auch Magermilch.
- Das Gemüse nicht dünsten, sondern kochen und für die Soße einen Teil des Kochwassers verwenden.
- Etwas von dem Gemüse, das für das die Soße gedacht ist, mitpürieren.

Saftsoße

½ Liter Apfelsaft
1 EL Ahornsirup oder Birnendicksaft
2 EL Zitronensaft
2 EL Distelöl
2 EL Guarkernmehl oder Apfelpektin
Salz und Pfeffer

Das Gemüse, vor allem Karotten, nicht in Wasser, sondern in Saft ohne Zucker garen und mit Guarkernmehl oder Apfelpektin kurz vor dem Servieren andicken.
Mit Salz und Pfeffer abschmecken.

Varianten:
- Orangensaft verwenden.
- Das Gemüse in passendem Wein kochen.
- Statt mit Apfelpektin mit Cashewmus eindicken.
- Weinbeeren darüber streuen.

Maronensoße

50 g Maronen, gekocht
2 Bechertassen Reisdrink
Salz
Pfeffer

Alle Zutaten pürieren und kurz aufkochen. Schmeckt vor allem gut zu Blumenkohl, Brokkoli und Karotten.

Cremesoße mit Brotaufstrich

3 EL Brotaufstrich auf der Basis von Sonnenblumencreme
1 Bechertasse Reisdrink
etwas Pfeilwurzelstärke
Salz nach Bedarf

Die Zutaten miteinander verrühren, aufkochen und über das gedünstete Gemüse gießen.

Sojatrunksoße

½ Liter Sojatrunk
3 Msp Guarkernmehl
½ TL Salz
½ TL Muskatnuss

Den Sojatrunk aufkochen, das Guarkernmehl mit dem Schneebesen einrühren und mit Salz und Muskat abschmecken. Schmeckt sehr gut zu Blumenkohl.

Tomatensoße

500 ml/g Biotomaten oder Passata im Glas
3 Zwiebeln
2 EL Agavendicksaft
½ TL Salz
Basilikum
Oregano
1 EL Cashewmus

Die Zwiebeln im Agavendicksaft goldbraun braten und die Biotomaten dazugeben. Einmal aufkochen, dann die Hitze am Herd so klein wie möglich halten, den aufgelegten Deckel mit Topflappen isolieren (das spart Energie) und 2 Stunden köcheln lassen.
Vor dem Servieren mit Gewürzen abschmecken und das Cashewmus mit einem Schneebesen einrühren.

Varianten:
- Selbstverständlich geht das auch mit frischen oder tiefgekühlten Tomaten.
- Vor dem Servieren mit gequetschtem Knoblauch abschmecken und kurz kochenlassen.
- Mit reichlich Paprikagewürz abschmecken.
- Eine halbe Stunde vor dem Servieren kleingeschnittene Gemüsepaprika dazugeben.

Pesto-Varianten

Es lohnt sich, die folgenden Mischungen in größeren Mengen auf Vorrat herzustellen. Sie halten sich im Kühlschrank mehrer Wochen.

Bärlauchpesto

50 g Bärlauch
50 ml Haselnussöl
Salz

Frisches Bärlauch kleinschneiden, in ein Glas füllen und mit Haselnussöl vollständig abdecken. Das Pesto mit Salz abschmecken. Im Kühlschrank hält es sich einige Wochen.

Basilikumpesto

100 ml Olivenöl
100 g frisches Basilikum
1 TL Pistazien oder Sonnenblumenkerne
1 TL Parmesan
½ TL Salz

Das kleingeschnittene oder pürierte Basilikum muss vollständig mit Olivenöl bedeckt werden. Mit Salz abschmecken und je nach Geschmack Kerne und Parmesan dazugeben.
Gekühlt hält dieses zu beinahe allem passende Pesto mehrere Wochen.

Walnusspesto / Baumnusspesto

100 ml Walnussöl
100 g frisches Basilikum
2 Walnusskerne
Salz

In einem Mörser das Basilikum zusammen mit dem Öl zu einer Paste verreiben. Mit Salz und feingeschnittenen Walnüssen abschmecken. In einem Glas, gut gekühlt, hält es sich mehrere Wochen und schmeckt vor allem gut zu Nudeln.

Schnittlauchpesto

100 ml Rapsöl
4 Bund Schnittlauch
¼ TL Kräutersalz

Den Schnittlauch sehr fein schneiden, zusammen mit dem Öl und Salz in ein Glas füllen und gekühlt aufbewahren.

Kräuter-Pesto

150 g frische Gartenkräuter
150 ml Kürbiskernöl
2 EL Kürbiskerne
½ TL Kräutersalz

Die Kräuter sehr fein schneiden oder pürieren, die Kerne zerhacken und beides mit Kürbiskernöl verrühren. Mit Kräutersalz abschmecken und im Kühlschrank lagern.

Gemüsegerichte

Rote Bete

Pro Person
1 faustgroße Rote Bete
1 Bechertasse Apfelsaft
1 EL Agavendicksaft
2 EL Zitronensaft
1 TL Distelöl
2 EL Apfelpektin
1 TL Salz
½ TL Pfeffer

Die Rote Bete schälen, in kleine Würfel schneiden und etwa 30 Minuten in wenig Wasser garen. Den Apfelsaft sowie das Öl dazugeben und mit Apfelpektin eindicken. Mit Agavendicksaft, Zitronensaft, Salz und Pfeffer abschmecken.

Varianten:
- Statt Apfelsaft Orangensaft verwenden.
- Statt mit Apfelpektin mit Pfeilwurzelstärke eindicken.
- Mit Mandelmus abschmecken.

Schnelle Tomaten

2 große Tomaten
2 El Olivenöl
Kräutersalz
1 Bund Petersilie

Die Tomaten in 1 cm dicke Scheiben schneiden, im Olivenöl nur 2 bis 3 Minuten braten und umdrehen.
Die kleingehackte Petersilie darüber streuen, einen Deckel auflegen und weitere 3 Minuten garen.
Mit Kräutersalz bestreuen und noch warm zu Reis servieren.

Varianten:

- Bevor die Tomaten in die Pfanne kommen, zunächst 1–2 kleingeschnittene Zwiebeln im Öl glasig braten und erst dann die Tomatenscheiben zufügen.
- Mit Knoblauch abschmecken.

Zucchini mit Tomatenmark

4–6 EL Olivenöl
1 Glas Tomatenmark
etwa 400 g Zucchini, gewürfelt
2 Rosmarinstängel, frisch
reichlich Basilikumblätter, frisch
3 Knoblauchzehen
Salz

Knoblauch und Tomatenmark im Olivenöl etwa 2 bis 3 Minuten unter ständigem Rühren anbraten, Zucchini und Rosmarin dazugeben und bei geringer Hitze zugedeckt garen. Dabei gelegentlich umrühren. Mit Salz abschmecken und kurz vor dem Servieren das Basilikum unterrühren. Schmeckt göttlich zu Nudeln, Reis und Kartoffeln.

Zucchinigratin

Pro Person
1 mittelgroße Zucchini
1/4 Tasse Olivenöl, 1 TL Oregano
1 TL Basilikum, 1/2 TL Kräutersalz

Die Zucchini in dünne Scheiben schneiden. Das Öl mit den Kräutern und dem Salz vermischen. Die Zucchinischeiben in eine feuerfeste Form schichten. Jede Schicht mit dem gewürzten Öl bestreichen. Ohne Deckel bei 150 °C etwa 30 Minuten im Backofen garen.

Varianten:
- Dünne Zwiebelscheiben dazwischen schichten.
- Knoblauch pressen und in das Olivenöl einrühren.
- Mit viel Edelpaprika, edelsüß, würzen.
- Zuletzt mit Magerkäsescheiben belegen und 5 Minuten überbacken.

Gefüllte Zucchini

Je 1 große und 1 kleine Zucchini
3 EL Olivenöl
1 kleine Zwiebel
2–5 Knoblauchzehen
3 EL Oregano, 1 EL Basilikum
1 EL Rosmarin, Kräutersalz
2 große Tomaten

Die große Zucchini halbieren und das Fruchtfleisch mit den Kernen entfernen. Die kleine Zucchini schälen und in Würfel schneiden. Die ausgehöhlten Zucchinihälften mit etwas Öl bestreichen und mit den Zucchiniwürfeln füllen. Knoblauch und Zwiebeln klein schneiden und zusammen mit den Kräutern und Salz darüber streuen. Die Tomaten in dünne Scheiben schneiden und auf den Zucchinihälften verteilen. Im Backofen bei 200 °C je nach Größe der Zucchini 45–60 Minuten backen.

Variante:
- Für die letzten 10 Minuten mit Magerkäse belegen und überbacken.

Mandel-Brokkoli

Pro Person
1 Portion Brokkoli
1/4 Tasse Mandelscheiben
3 bis 4 EL Rapsöl
Salz

Den Brokkoli im Gemüsedünster oder mit wenig Wasser dünsten. Die Mandelscheiben im Rapsöl unter ständigem Rühren braten, salzen und noch heiß vor dem Servieren über das Gemüse streuen.

Pastinaken- und Karottentopf

250 g Karotten
250 g Pastinaken (Naturkosthandel)
Kräutersalz nach Geschmack
Kürbiskernöl nach Geschmack

Zunächst die Karotten in den Gemüsedünster legen. Während sie garen, die Pastinaken schälen, in Stücke schneiden und dazu legen. Die Verzögerung sollte sein, da die Pastinaken schneller gar sind.
Vor dem Servieren mit Salz abschmecken und das Kürbiskernöl unterrühren.

Spargel mal anders

Spargel
Salz
Kürbiskernöl

Warum nicht einmal Spargel statt mit geschmolzener Butter mit etwas Kürbiskernöl und Salz genießen? Gesünder ist es allemal! Einfach den gesalzenen Spargel auf dem Teller mit dem Öl übergießen.

Spargel mit Spargelsoße

1 kg Spargel
2 Zwiebeln
3 El Rapsöl
1 EL Agavendicksaft
Salz
1 EL Cashewmus
1 Bechertasse Reisdrink
1 EL Pfeilwurzelstärke

Den Spargel wie gewohnt schälen, kochen oder besser dünsten. Dafür eventuell den Spargel in Stücke schneiden, damit die Stücke in den Dünsteinsatz passen.
Die Zwiebeln in Würfel schneiden, im gesalzenen Rapsöl und Agavendicksaft braten und mit dem Reisdrink ablöschen, sobald sie hellgoldbraun sind. Das Cashewmus, die Pfeilwurzelstärke und etwa 3 bis 5 Spargelstangen zufügen, pürieren und mit Salz abschmecken. Diese Soße zu den Spargelstangen servieren.

Kartoffelsalate

Kartoffelsalat mit Brotaufstrichsoße

1 kg festkochende Pellkartoffeln
1 Glas Cornichons (kleine Essiggurken)
1 Glas Brotaufstrich auf der Basis von Sonnenblumenkernen
1 Tasse Reisdrink
3 EL Essig
2 EL Distelöl
1 TL Salz
½ TL Pfeffer

In einer großen Schüssel aus dem Brotaufstrich, Reisdrink, Essig und Öl eine Soße zubereiten. Die gegarten, abgekühlten Kartoffeln schälen, in Würfel oder Scheiben schneiden und zufügen. Die Cornichons kleinschneiden und unterrühren. Mit Salz und Pfeffer abschmecken. Schmeckt am besten, wenn die Soße ein paar Stunden Zeit zum Einziehen hat. Je nach Geschmack mit Salz, Pfeffer und Essig oder der Marinade aus dem Gurkenglas nachwürzen.

Variante:
- Vor dem Servieren eine kleingekackte Zwiebel unterrühren.

Kartoffelsalat mit Essig und Öl

500 g festkochende Kartoffeln
1 Bechertasse Gemüsebrühe
3 EL Essig
3 EL Distelöl
½ TL Pfeffer
1 TL Salz

Die kräftig gewürzte Gemüsebrühe erwärmen, mit Essig und Öl anreichern und abkühlen lassen. Die Kartoffeln mit Schale kochen, erkalten lassen und schälen. Die Kartoffeln in dünne Scheiben schneiden und mit der Gemüsebrühe verrühren. Mit Pfeffer würzen und mit Salz abschmecken. Zimmerwarm oder kalt servieren. Hat der Salat ein paar Stunden geruht, schmeckt er noch besser.

Variante:
- Vor dem Servieren eine kleingehackte Zwiebel unterrühren.

Kartoffel-Zwiebel-Salat

500 g festkochende Kartoffeln
3 Zwiebeln
2 Bechertassen Gemüsebrühe
3 EL Essig
5 EL Olivenöl
1 TL Salz

Die Kartoffeln mit Schale garen, schälen und in dünne Scheiben oder Stücke schneiden.
Die Zwiebeln kleinschneiden und in heißem, gesalzenem Olivenöl glasig braten und abkühlen lassen. *Bitte umblättern.*

Den Essig zusammen mit der Gemüsebrühe, den Zwiebeln und den Kartoffelscheiben verrühren. Zimmerwarm servieren. Hat der Salat ein paar Stunden geruht, schmeckt er noch besser.

Varianten:
- Vor dem Servieren eine kleingehackte frische Zwiebel unterrühren.
- Gurken oder Cornichons zufügen.

Kartoffelsalat mit Mayonnaise ohne Eigelb

500 g festkochende Kartoffeln
1 TL Salz
½ TL Pfeffer
3 EL Ei-Ersatz
50–70 ml Wasser
1 EL Zitronensaft
½ Tasse Distelöl

Die Kartoffeln mit Schale kochen, schälen und in dünne Scheiben oder Stücke schneiden.
Den Ei-Ersatz in lauwarmem Wasser quellen lassen und den Zitronensaft unterrühren. Mit einem Mixer schlagen und das Öl erst tropfenweise, später etwas schneller dazugeben. Die Mayonnaise mit dem Kartoffelsalat verrühren, mit Salz und Pfeffer abschmecken und leicht gekühlt servieren.

Varianten:
- Mit Kapern würzen.
- Kurz vor dem Servieren mit einer kleingehackten Zwiebel anreichern.
- Gurken oder Cornichons zufügen.

Kartoffelsalat mit Hühnerbrust

500 g Kartoffeln
1 Glas Brotaufstrich auf der Basis von Sonnenblumenkernen
1 Tasse Reisdrink
3 EL Essig
3 EL Rapsöl
2 EL Paprika, edelsüß

1 TL Paprika, scharf
½ TL Pfeffer
2 Hühnerbrüste
3 EL Erdnussöl

In einer großen Schüssel aus dem Brotaufstrich, Reisdrink, Essig und 3 EL Rapsöl eine Soße zubereiten. Die gegarten, abgekühlten Kartoffeln schälen, in Würfel oder Scheiben schneiden und zufügen.
Mit den Gewürzen und Salz abschmecken.
Die Hühnerbrust in kleine Stücke schneiden, im Erdnussöl braten und das Öl im Haarsieb abtropfen lassen. Noch heiß auf dem leicht gekühlten Salat verteilen und servieren.

Varianten:
- Putenbrust statt Hühnerbrust nehmen.
- Mit Gurken oder Cornichons anreichern.
- Kurz vor dem Servieren mit einer kleingehackten Zwiebel anreichern.
- Mit gerösteten Sonnenblumenkernen oder Mandelsplittern überstreuen.

Pommes-frites-Ersatz

Kräuterkartoffeln aus dem Backofen

500 g große festkochende Kartoffeln
3–5 EL Olivenöl
1 TL Kräutersalz
1 EL Oregano

Die gut gewaschenen Kartoffeln in etwa 1 cm dicke Scheiben schneiden und auf ein Backblech legen. Das Öl mit dem Oregano verrühren und mit einem Pinsel auf den Kartoffelscheiben verteilen. Bei etwa 160 °C 30–45 Minuten im Backofen garen. Das Kräutersalz vor dem Servieren darüber streuen.

Variante:
- Statt Oregano frischen Rosmarin verwenden.

Bratkartoffeln aus rohen Kartoffeln

Kartoffeln, festkochend
Olivenöl
Salz, Oregano

Die Kartoffeln schälen und in 3–4 cm dicke Scheiben schneiden. Mit Wasser abspülen und mit einem Küchenhandtuch trocken tupfen. In einer Pfanne das Olivenöl erhitzen. Der Boden der Pfanne sollte mit 2–3 cm Öl bedeckt sein. Legen Sie ein Stück Kartoffel in das noch kalte Öl. Lassen Sie es dort brutzeln, bis Sie mit dem Vorbereiten der Kartoffeln fertig sind. Es wird zwar schwarz und ungenießbar, dafür wird das Fett aber nicht spritzen.
Ein großes Haarsieb und zwei Schüsseln bereithalten. Den Ofen auf 100 °C vorheizen und eine der Schüsseln hineinstellen.
Ist das Olivenöl heiß, die Kartoffelscheiben in kleinen Portionen unter häufigem Rühren in der Pfanne frittieren. Mit einem Pfannenheber aus dem Öl nehmen und im Haarsieb zum Abtropfen in die zweite Schüssel legen. Ist das Öl abgetropft, die fertigen Kartoffeln zum Warmhalten in die Schüssel im Ofen umfüllen. Kurz vor dem Servieren salzen (nicht vorher, da sonst die Pommes weich werden) und mit Oregano würzen.

Varianten:
- Vor dem Servieren mit Paprika, edelsüß, bestreuen.
- Mit kleingehacktem frischem Rosmarin würzen.

Ofenkartoffeln

500 g Kartoffeln
3–5 EL Erdnussöl
Salz

Die Kartoffeln schälen und vierteln oder, je nach der Größe der Kartoffeln, noch kleiner schneiden und auf einem tiefen Backblech verteilen. Das Erdnussöl darüber geben und mit beiden Händen die Kartoffeln gut durchmischen, damit alle Kartoffelstücke mit Öl benetzt sind.
Im Backofen bei etwa 180 °C Heißluft 30 bis 40 Minuten backen. Zwischendurch die Kartoffeln ein- bis zweimal mit Hilfe eines Pfannenhebers wenden. Sie dürfen auch auf dem Backblech festkleben. Gewünscht ist eine braune Kruste.

Erst vor dem Servieren mit Salz und Paprika abschmecken. Ein sehr guter und leckerer Ersatz für Pommes frites.

Varianten:

- Vor dem Servieren mit Paprika, edelsüß, würzen.
- Frische Rosmarinzweige mitbacken.
- Vor dem Servieren pfeffern nach Geschmack.
- Kartoffeln vorher nicht schälen.
- Für eine komplette Gemüsemahlzeit eine entsprechende Karottenmenge zufügen.
- Die letzten 10 Minuten der Garzeit eine Handvoll Mandelsplitter zufügen. Sie dürfen beim Backen aber nicht schwarz werden.
- Für die letzten 10 Minuten der Garzeit vorgegarte Maronen zufügen.
- Statt Erdnussöl geht auch Raps- oder Olivenöl.

Quarkersatz

Avocadocreme

3 Avocados
2 Zwiebeln
1 Bund Petersilie
1 TL Salz
Pfeffer nach Geschmack
1 Tasse Reisdrink

Die Avocados halbieren und die Kerne entfernen. Das Fleisch auslöffeln und mit einer Gabel pürieren.
Die Zwiebeln, die Petersilie, eine kleine Menge Avocado und den Reisdrink mit einem Pürierstab zu einer Creme verarbeiten. Den Rest der Avocado dann dazugeben, mit einer Gabel zerdrücken und verrühren. Alles mit dem Pürierstab püriert, würde nicht so gut schmecken. Nach Geschmack salzen und eventuell mit Pfeffer würzen.
Die Creme schmeckt wunderbar zu Pellkartoffeln oder zu Ofenkartoffeln.

Varianten auf der folgenden Seite.

Varianten:
- Wird noch cremiger mit 1 EL Cashewmus.
- Mit 1 EL Kürbiskernöl anreichern.
- Mit weiteren Gartenkräutern würzen.

Brotaufstrich-Creme

1 Glas Brotaufstrich aus Sonnenblumenkernen
1 Tasse Reisdrink, 1 kleine Zwiebel
1 Bund Schnittlauch

Den Brotaufstrich nach Geschmack wählen – es gibt viele Geschmacksrichtungen – die Zwiebel und den Reisdrink zufügen und mit dem Pürierstab zu einer Creme verarbeiten. Den Schnittlauch kleinschneiden und unterrühren. Schmeckt gut zu Pellkartoffeln und zu Ofenkartoffeln.

Varianten:
- Eine Knoblauchzehe zufügen.
- Andere oder weitere Gartenkräutern zufügen.
- Bärlauch-Brotaufstrich noch mit weiterem Bärlauch nachwürzen.
- Die Zwiebel weglassen.
- Eine zerdrückte Avocado unterrühren.

Kräuterbutterersatz

Kräutermargarine

100 g cholesterinfreie Margarine
1 EL feingemahlener Rosmarin
2 EL Oregano
je 1 TL Thymian und Basilikum
1 gestrichener TL Salz

Die zimmerwarme Margarine mit einem Mixer schaumig schlagen und die feingeriebenen Kräuter dazugeben. Kühl lagern.

Gewürzmargarine

100 g cholesterinfreie Margarine
1 EL frischer grüner Pfeffer, zerdrückt
1 TL Paprika, edelsüß
1 gestrichener TL Salz

Die zimmerwarme Margarine mit einem Mixer schaumig schlagen und die Gewürze dazugeben. Kühl lagern.

Knoblauchmargarine

100 g cholesterinfreie Margarine
5–10 Knoblauchzehen
1 gestrichener TL Salz
1 Prise Pfeffer

Die Knoblauchzehen durch die Knoblauchpresse drücken oder mit einer Gabel zu einem Brei zerdrücken und mit Hilfe eines Mixers mit der zimmerwarmen Margarine vermischen. Das Salz dazugeben. Kühl lagern.

Nachspeisen

Gebrannte Mandeln

½ Tasse Wasser
2 Tassen Rohrzucker, 1 Prise Salz
2 Tassen Mandeln, ungeschält
2 EL Zimt, 2 Msp Bourbon-Vanille

Zucker und Salz in Wasser etwa 3 Minuten kochen und die Mandeln zufügen. Nach weiteren 5 Minuten Zimt und Vanille darüber streuen, umrühren und die Mandeln. den denen jetzt der Zucker klebt, auf einem Backblech mit Backpapier verteilen. Nach ein paar Stunden in ein Glas oder einen Beutel füllen.

Bratapfel auf Vanillesoße

Pro Person
1 großer Apfel (am besten Boskop)
2 EL Weintrauben oder Rosinen
2 EL Walnüsse oder Mandeln
½ TL Zimt, 1 Prise Bourbon-Vanille
1 Msp cholesterinfreie Margarine
etwas gemahlener Zimt

Den Apfel einmal waagerecht rundherum anritzen, damit er nicht irgendwo platzt, sondern sich an dieser Stelle öffnet. Den Apfel mit einem Rundmesser entkernen und das Loch gut mit Weinbeeren und Nüssen oder Mandeln füllen. Obenauf etwas Zimt und Vanille streuen und mit ein paar Tropfen geschmolzener Margarine beträufeln. Die Äpfel auf ein Backblech stellen und bei 160 °C mit Heißluft für etwa 30 Minuten backen.
Etwas Vanillepudding (folgendes Rezept) auf die Teller geben, die Äpfel mit Hilfe von 2 Löffeln auf den Pudding stellen, mit einem feinen Sieb etwas Zimt dekorativ verstreuen und servieren.

Vanillepudding

½ Liter Reisdrink oder Magermilch
1 Päckchen Vanillepuddingpulver
1 winzige Prise Salz
2 EL Zucker
1 TL Margarine

In einem Teil des Reisdrinks das Puddingpulver, Salz und Zucker auflösen und den Rest erwärmen. Solbald der Reisdrink kocht, den Herd ausschalten und mit einem Schneebesen den aufgelösten Pudding unterrühren. Mit etwas Margarine abschmecken, was den Geschmack erheblich verbessert, denn Reisdrink enthält im Gegensatz zu Milch kein geschmacksförderndes Fett.

Götterspeise

½ Liter Apfelsaft ohne Zucker
1 Päckchen weiße Gelatine
3 EL Ahornsirup oder 4 EL Birnendicksaft

Die Gelatine in den kalten Saft einrühren und 10 Minuten quellen lassen. Danach erhitzen, aber nicht kochen lassen. Nach Bedarf süßen und ohne Deckel im Kühlschrank erkalten lassen. Je nach Geschmack mit oder ohne Soße servieren.

Varianten:
- Einen anderen Saft verwenden, z. B. Sauerkirschsaft.
- Den Saft mit Weißwein mischen.

Götterspeise mit Früchten

½ Liter Kirschsaft ohne Zucker
1 Päckchen rote Gelatine
3 EL Agavendicksaft
1 Tasse entkernte frische Kirschen
1 Tasse frische Erdbeeren

Die Götterspeise wie oben beschrieben zubereiten. Die Beeren in die fast erkaltete Götterspeise einrühren und weiter kühl stellen. Je nach Geschmack mit oder ohne Soße servieren.

Pudding

½ Liter Reisdrink
1 Packung Puddingpulver
2–3 EL Ahornsirup oder 4 EL Honig
1 Prise Salz

Das Puddingpulver in einer Tasse kaltem Reisdrink verrühren. Den restlichen Reisdrink mit dem Salz zum Kochen bringen und das aufgelöste Puddingpulver mit einem Schneebesen unterrühren. Nach Geschmack mit Ahornsirup oder Honig süßen. Heiß oder kalt servieren.

Bananenpudding

½ Liter Reisdrink
1 Päckchen Puddingpulver Vanille
2 reife Bananen
1 Prise Salz
1 EL Agavendicksaft

Das Puddingpulver in einer Tasse kaltem Reisdrink verrühren. Den restlichen Reisdrink mit dem Salz zum Kochen bringen und das aufgelöste Puddingpulver mit einem Schneebesen unterrühren. Mit dem Agavendicksaft abschmecken.
Die Banane mit einer Gabel zerdrücken und schaumig schlagen. Die zweite Banane in dünne Scheiben schneiden. Beide Bananen in den fertigen Pudding einrühren.

Eiscremes

Soja-Eiscreme

½ Liter Sojatrunk
200 g Himbeeren
300 g Erdbeeren
1–2 EL Agavendicksaft

Die Sojacreme mit einem Mixer schlagen, die Beeren dazugeben, mit Agavendicksaft abschmecken und in einer Schlüssel in die Gefriertruhe (oder das Gefrierfach) stellen. Häufig umrühren, da das Eis sonst kristallisiert.

Variante:
- Statt Sojatrunk Reisdrink verwenden, dabei etwas weniger Agavendicksaft zufügen.

Fruchteiscreme

1 Tasse beliebigen Fruchtsaft ohne Zucker
200 g Himbeeren
300 g Erdbeeren
2 Bananen
1 EL Agavendicksaft

Die Beeren, den Saft und die Banane mit dem Mixstab pürieren und nach Geschmack süßen. In eine Schüssel füllen, in die Gefriertruhe stellen und häufig rühren, damit das Eis nicht kristallisiert.

Schnelles Fruchteis

1 Päckchen Tiefkühlbeeren
1 Tasse Magermilch
2 EL Agavendicksaft

Mit einem Pürierstab die knapp angetauten Tiefkühlbeeren zusammen mit der Magermilch pürieren. Mit Agavendicksaft abschmecken und bald genießen.

Varianten:
- Statt Magermilch Reisdrink verwenden.
- Statt Magermilch Sojatrunk verwenden.

Bananen-Carob-Eis

3 Bananen
½ Tasse Sojatrunk
3 EL Carob
½ Glas Fruchtaufstrich

Die Bananen mit einem Mixer pürieren und die restlichen Zutaten unterrühren. In eine Schüssel füllen, in die Gefriertruhe stellen und häufig umrühren.

Schokoladeneiscreme

2 Bananen, 5 EL Kakao ohne Zucker
1 Tasse Magermilch, 5 EL Agavendicksaft
3 Riegel Milchschokolade

Die Banane cremig rühren, den Kakao und die Milch unterrühren und mit dem Agavendicksaft abschmecken. Die Schokolade in kleine Raspel schneiden und dazugeben. In einer Schüssel einfrieren und dabei häufig umrühren.

Bananen-Milch-Eis

2 Bananen, 1 Bechertasse Magermilch
1 Tasse Rosinen, 2 Msp Vanille
2 EL Agavendicksaft

Die Bananen im Mixer pürieren und mit den restlichen Zutaten vermischen. In eine Schüssel füllen, in die Gefriertruhe stellen und häufig umrühren.

Süße Soßen

Kalte Bananensoße

3 Bananen, 1/2 Liter Reisdrink
2 Msp Vanille

Die Bananen mit einem Mixer cremig schlagen, ebenso den Reisdrink. Beide miteinander verrühren und mit Vanille würzen.

Varianten:
- Statt Reisdrink Sojatrunk verwenden.
- Statt Reisdrink Magermilch verwenden.
- Mit Zimt würzen.
- Einige frische Erdbeeren, kleingeschnitten oder zerdrückt, zufügen.

Puddingsoße

½ Liter Reisdrink
½ Päckchen Puddingpulver
2–3 EL Agavendicksaft

Das Puddingpulver in ½ Tasse Reisdrink auflösen und den Rest des Reisdrinks zum Kochen bringen. Mit einem Schneebesen das aufgelöste Puddingpulver einrühren und kurz aufkochen lassen. Mit Agavendicksaft süßen und heiß oder kalt servieren.

Varianten:
- Mit einer schaumig geschlagenen Banane würzen.
- Mit 2 El Kakao und einem weiteren Löffel Agavendicksaft abschmecken.

Mandelsoße

½ Liter Reisdrink
½ Päckchen Puddingpulver
3 EL Mandelmus
2–3 EL Ahornsirup
2 EL Rapsöl
5 EL Mandelsplitter oder -scheibchen

Das Puddingpulver und das Mandelmus in ½ Tasse Reisdrink auflösen und den Rest des Reisdrinks zum Kochen bringen. Mit einem Schneebesen das aufgelöste Puddingpulver einrühren und kurz aufkochen lassen. Die Mandelsplitter in dem Rapsöl hellbraun anrösten und kurz vor dem Servieren in die fertige Soße einrühren. Warm oder kalt servieren.

Varianten:
- Cashewmus statt Mandelmus.
- Erdnussmus statt Mandelmus.
- Die Mandeln ohne Fett rösten.
- Magermilch statt Reisdrink verwenden.

Erdbeersoße

250 g Erdbeeren
1 Bechertasse Reisdrink
1 EL Cashewmus
1 EL Agavendicksaft

Alle Zutaten pürieren und leicht gekühlt zu Erdbeeren servieren.

Varianten:
- Schmeckt auch gut aus Himbeeren.
- Schmeckt vollmundiger mit einer pürierten Banane.
- Magerjoghurt statt Reisdrink verwenden.

Brot und Brötchen

Grundrezept Hefeteig

500 g Vollkornmehl
ca. 450 ml Wasser
1 Päckchen Trockenhefe (20 g)
1 EL Salz
2 EL Rapsöl

Sie sollten den Teig etwa 12 Stunden vor dem Backen herstellen und solange aufgehen lassen.
Die Schüssel für den Teig sollte mindestens doppelt so groß wie die Teigmenge sein.
Das Mehl, die Hefe und das Salz in die Schüssel füllen und nach und nach das Wasser zufügen. Zum Kneten die Knethaken des Handmixers oder der Küchenmaschine verwenden. 5 bis 7 Minuten rühren, bis sich der Teig vom Schüsselrand löst und leichte „Blasen“ zeigt. Damit die Hefe gut aufgeht, muss Luft in den Teig gerührt werden.
Den Teig dann mit Öl bestreichen, damit die Oberfläche nicht austrocknet, und die Schüssel mit einem feuchten Tuch abdecken.
Nach mehreren Stunden den Teig aus der Schüssel nehmen und zu einem Brot formen oder in eine Kastenform legen. Nach einer weiteren halben Stun-

de in den vorgeheizten Backofen schieben und bei 160 °C Heißluft oder bei 180 °C normaler Backhitze backen. Die Zeit richtet sich nach der Größe des Brotes oder der Brötchen. Sie sollten hellbraun sein und beim Beklopfen hohl klingen. Dies ist bei Brot nach etwa einer Stunde der Fall. Brötchen benötigen 20 bis 30 Minuten.

Varianten:
- Kerne und Nüsse kurz vor dem Backen dazukneten.
- Brötchen vor dem Backen in Sesam oder Sonnenblumenkernen wälzen.
- Dieser Teig eignet sich auch als Pizzaboden und kann nach Geschmack belegt werden. In diesem Fall ist Olivenöl passender.
- Ersetzen Sie etwa 200 g Mehl durch 200 g rohe mit der Gemüsereibe geriebene Kartoffeln.

Tipp:
Ein freigeschobenes Brot (ohne Backform) mit einem hohen Roggenanteil zerläuft und wird flach.

Gewürzte Brötchen zu Salat

500 g Weizenmehl
ca. 450 ml Wasser
1 Päckchen Trockenhefe (20 g)
1 EL Salz
4 EL Olivenöl
2 EL Paprika, edelsüß
½ l Oregano
1 kleine Prise Kräutersalz

Den Teig wie im vorherigen Rezept zubereiten und kleine flache Brötchen formen. Diese auf einem Backblech mit Backpapier verteilen, etwa 10 Minuten backen und aus dem Ofen holen.
Aus Olivenöl, Paprika, Oregano und Kräutersalz eine Paste rühren und diese mit einem Pinsel auf den Brötchen verteilen.
Nach weiteren 5 bis 10 Minuten Backzeit noch heiß servieren. Die Brötchen beim zweiten Backvorgang genau beobachten, denn Paprika verbrennt schnell und schmeckt dann nicht mehr.
Reichen Sie einen bunten Salat dazu und Ihre Gäste werden staunen.

Dinkelbrötchen mit Oregano

500 g Dinkelmehl
½ Beutel Trockenhefe (10 g)
1 EL Salz
2 EL Oregano
3 Knoblauchzehen, ganz fein geschnitten oder durchgepresst
420 ml Wasser
20 bis 30 ml Olivenöl

Aus den Zutaten ohne besondere Reihenfolge einen Teig, wie im Grundrezept beschrieben, kneten.
Diesen Teig 12 bis 15 Stunden im Kühlschrank gehen lassen.
Danach den Teig erneut kneten, das Backblech mit Backpapier belegen und möglichst kleine Teigkugeln darauf legen. Im kalten Ofen 10 Minuten gehen lassen und ihn dann auf 200 °C einschalten. Je nach Größe der Teigkugeln sind die Brötchen schon nach 15 bis 25 Minuten fertig.
In eine vorgewärmte Schüssel legen, mit einer Serviette bedecken und noch warm servieren.

Pikante Brotaufstriche

Kaperntofubelag

100 g Tofu, neutral
1 Bechertasse Sojatrunk
3–5 EL Kapern in Olivenöl
1 Prise Salz

Den im Wasser abgespülten Tofu mit einem Handmixer verrühren. Die Kapern mit einer Gabel zerdrücken und mit dem Tofu verrühren. Etwas Sojatrunk dazugeben, damit der Aufstrich cremiger wird. Mit Salz abschmecken und im Kühlschrank aufbewahren. Leider hält sich der Aufstrich nur ein paar Tage.

Kräuteravocado

1 Avocado
¼ TL Zitrone oder Balsamico
2 Prisen Kräutersalz
¼ Tasse frische Gartenkräuter, kleingeschnitten

Die Avocado halbieren und den Kern herauslösen. Das Fleisch auslöffeln, mit einer Gabel pürieren und mit den restlichen Zutaten verrühren.
Schmeckt köstlich auf Brot und als kleine Leckerei zum Salat oder als Vorspeise.

Varianten:
- Wird noch cremiger mit 1 TL Cashewmus.
- Wird aromatischer mit 1 TL Erdnussmus Crunchy.
- Mit Schnittlauch würzen.

Kräutertofu

100 g neutralerTofu
3 EL Distelöl, 1 TL Zitronensaft
1 EL Oregano
je 1 TL Rosmarin und Basilikum
Salz nach Geschmack

Die getrockneten Kräuter in einem Mörser oder zwischen den Handflächen fein zerreiben. Den Tofu mit einem Mixer pürieren und die restlichen Zutaten nach und nach dazugeben.

Kaperntofu

100 g Tofu, neutral
50 g Kapern, 3 EL Distelöl
Salz nach Geschmack

Den Tofu mit einem Mixer pürieren, das Öl und die Kapern dazugeben. Mit Salz abschmecken.

Dill-Tofu-Aufstrich

100 g Tofu, neutral
3 EL Distelöl
1 Bund frischer Dill
Salz nach Geschmack

Den Tofu mit einem Mixer pürieren, das Distelöl dazugeben und den feingeschnittenen Dill unterrühren.

Scharfer Tofuaufstrich

100 g Tofu, neutral
4 EL Distelöl
1 EL Paprikapulver, edelsüß
1 Msp Paprikapulver, scharf
1 TL frischer grüner Pfeffer

Den Tofu mit einem Mixer pürieren, das Öl und die restlichen Zutaten dazugeben.
Den Pfeffer vorher mit einer Gabel zerdrücken.

Tofu-Nuss-Aufstrich

100 g Tofu, neutral
2 EL Distelöl
2 EL Nuss- oder Mandelmus
3 EL geröstete Sonnenblumenkerne
Salz nach Geschmack

Den Tofu mit einem Mixer pürieren und die restlichen Zutaten nach und nach unterrühren.
Der Aufstrich schmeckt frisch am besten, da die Sonnenblumenkerne dann noch knackig sind.

Milde Tofucreme

100 g Tofu, neutral
1 EL Distelöl
3–5 EL Sojatrunk
1 Prise Pfeffer
1 Prise Paprikapulver, edelsüß
Salz nach Geschmack

Den Tofu mit einem Mixer pürieren und die restlichen Zutaten nach und nach dazugeben.

Schnittlauch

Schnittlauch
Kräutersalz
Cashewmus

Fein geschnittener Schnittlauch mit Kräutersalz schmeckt wunderbar auf Brot. Darunter passt statt Margarine Cashewmus.

Varianten:

- Statt Cashewmus Erdnussmus verwenden.
- Unter dem Schnittlauch schmeckt auch Avocado.

Süße Brotaufstriche

Bananenaufstrich

1 Banane
1 Prise Vanille
1 paar Tropfen Zitrone
1 TL Ahornsirup oder Birnendicksaft

Die Banane mit einer Gabel zerdrücken und die Zutaten einrühren. Frisch auf Brot genießen.

Tahincreme

200 ml Agavendicksaft
200 g Tahin
1 Prise Salz

Den Agavendicksaft in einem kleinen offenen Topf fünf Minuten kochen und Salz und Tahin unterrühren. Nach dem Abkühlen in ein Glas umfüllen.
Die Creme hält sich einige Wochen, auch geöffnet, bei Raumtemperatur.

Varianten:
- Statt Tahin Cashewmus verwenden.
- Mit Zimt und Vanille würzen.
- Mit 1 EL Kakao würzen.

Bananenmarmelade

4 reife Bananen
2 TL Zitronensaft
15 g Konfigel

Die Bananen mit einem Mixer pürieren, mit dem Zitronensaft abschmecken und Konfigel einstreuen. Unter ständigem Rühren 3 Minuten bei geringer Hitze kochen und sofort in dicht verschließbare Gläser füllen. Diese randvoll füllen und verschließen. Kopfüber auf die Deckel stellen und 5 Minuten so stehen lassen. Geöffnete Gläser kühl lagern und bald verbrauchen.

Bananen-Cashew-Creme

1 Banane
2 EL Cashewmus
2 EL Mandelsplitter

Die Banane mit einer Gabel zerdrücken und das Cashewmus einrühren. In eine kleine Schüssel geben und mit den Mandelsplittern bestreuen. Sofort verbrauchen.

Erdbeer-Himbeer-Marmelade

700 g Erdbeeren
300 g Himbeeren
3 EL Birnendicksaft
15 g Konfigel

Die Beeren mit dem Birnendicksaft unter ständigem Rühren erhitzen. Sobald etwas Flüssigkeit entstanden ist, das Konfigel einstreuen und die Marmelade 3 Minuten kochen lassen. Einmachgläser sofort, noch heiß, randvoll füllen, mit den Deckeln verschließen und für 5 Minuten kopfüber auf die Deckel stellen.

Bananen-Tofu-Creme

100 g Tofu, neutral
2 Bananen
1 EL Zitronensaft
1 EL Ahornsirup
1 Prise Salz

Den Tofu und die Bananen mit einem Mixer pürieren und mit den restlichen Zutaten abschmecken. Dieser Brotaufstrich muss frisch verzehrt werden.

Bananen-Mandel-Creme

1 Banane
50 g gemahlene Mandeln
1 EL Birnendicksaft

Die Banane mit einem Mixer cremig schlagen, die Mandeln unterrühren und mit Birnendicksaft abschmecken. Sofort verbrauchen.

Trockenobstaufstrich

250 g Trockenobst (ungeschwefelt)
100 g gemahlene Mandeln
1 EL Sesam
1 EL Sonnenblumenkerne

Das Trockenobst über Nacht in Wasser einweichen, abtropfen lassen und mit einem Pürierstab zerkleinern. Die Mandeln, den Sesam und die Sonnenblumenkerne nach und nach dazugeben.

Kuchen

Marmorkuchen

250 g cholesterinfreie Margarine
150 g Agavendicksaft
400 ml Sojatrunk oder Magermilch
500 g Weizenvollkornmehl
1 Päckchen Backpulver
2 Msp Bourbon-Vanille
2 Prisen Salz
50 g Carob
3 EL Sojatrunk

Die Margarine mit einem Mixer cremig rühren, Agavendicksaft und Sojatrunk oder Magermilch dazugeben und schaumig schlagen. Die restlichen Zutaten nach und nach einrühren. In einer Extraschüssel etwa ein Drittel des Teigs mit den 3 EL Sojatrunk verrühren und mit dem Carob dunkel färben. Den hellen und dunklen Teig abwechselnd in eine Kastenform füllen und bei 175–200 °C etwa 50–65 Minuten backen.

Varianten:

- Statt Carob Kakao verwenden. Dabei etwas mehr Agavendicksaft verwenden.
- Statt Margarine 200 ml Rapsöl verwenden.

Rührkuchen

350 g cholesterinfreie Margarine
100 g Agavendicksaft
3 gestrichene TL Backpulver
100 ml Sojatrunk
350 g Weizenvollkornmehl
2 Prisen Salz

Margarine, Agavendicksaft und Sojatrunk cremig schlagen und das mit dem Backpulver vermischte Mehl nach und nach dazugeben. In eine Backform füllen und 40–60 Minuten bei 175–200 °C backen.

Früchtebrot

300 g Vollkornweizenmehl
230 ml Sojatrunk
1/2 Päckchen Trockenhefe
2 Prisen Salz
5 EL Birnen- oder Apfeldicksaft
Saft von 1 Zitrone
1/2 Tasse Weinbeeren
1 Tasse grob zerkleinerte Nüsse
1 Tasse kleingeschnittenes Trockenobst (ungeschwefelt)
5 getrocknete, kleingeschnittene Feigen

Das Mehl mit der Trockenhefe und dem Salz vermischen und in eine große Schüssel füllen. In die Mitte eine Kuhle drücken, mit dem handwarmen Sojatrunk auffüllen, die restliche Zutaten unterrühren und den Teig etwa 60 Minuten an einem warmen Ort gehen lassen.
Mit einem Löffel nochmals durchrühren, den Teig in eine Kastenform füllen, in den noch kalten Ofen stellen und bei 200 °C etwa 60–70 Minuten backen.

Mandelschnitten

250 g Vollkornweizenmehl
1 TL Backpulver
½ Tasse Honig
1 Msp Vanille
2 Prisen Salz
100 g cholesterinfreie Margarine
100 g gemahlene Mandeln
¼ Tasse Magermilch oder Sojatrunk

Die Zutaten zu einem festen Teig verarbeiten, eine dicke Rolle daraus formen und kalt stellen. Nach ein paar Stunden in 5 mm dicke Scheiben schneiden und auf ein mit Backpapier ausgelegtes Backblech legen. Im vorgeheizten Ofen bei 200 °C etwa 10–15 Minuten ausbacken. Trocken aufbewahrt halten die Schnitten einige Wochen.

Haferflockenhäufchen

2 Eiweiß
100 g Haferflocken
100 g gemahlene Mandeln
50 ml Ahornsirup
1 Msp Vanille

Unter die steif geschlagenen Eiweiß die restlichen Zutaten nach und nach unterrühren. Auf ein mit Backpapier ausgelegtes Backblech mit Hilfe von zwei Esslöffeln kleine Häufchen setzen und im vorgeheizten Ofen bei 140–160 °C 20–30 Minuten backen. Trocken gelagert halten die Plätzchen ein paar Wochen.

Varianten:

- Haselnüsse statt Mandeln.
- Zimt statt Vanille.

Süße Naschereien

Mandel-Ahornsirup-Krokant

1 Teil Agavendicksaft
2 Teile gemahlene Mandeln

Den Agavendicksaft 5 Minuten in einer kleinen Pfanne kochen und die Mandeln dazugeben. Mit einem Holzlöffel rühren, bis alle Mandeln mit Agavendicksaft benetzt sind. Auf einen flachen Teller, der mit Backpapier ausgelegt ist, eine dünne Schicht der Mandelmasse streichen und erkalten lassen oder, wenn es sich um eine größere Menge handelt, wie Sesamkrokant im folgenden Rezept verarbeiten. In Stücke brechen und trocken aufbewahren.
Vorsicht: Die Masse brennt leicht an und schmeckt, falls sie zu dunkel wird, bitter.

Sesamkrokant

1 Teil Agavendicksaft
2 Teile gerösteter Sesam

In einer Pfanne die Sesamsamen ohne Fett vorsichtig rösten. Dabei ständig rühren. Den Sesam in eine kleine Schüssel füllen.
Den Agavendicksaft 5 Minuten kochen. Den Sesam dazugeben, das Ganze kurz weiterkochen lassen und auf einem Holzbrett oder umgedrehten Backblech, belegt mit Backpapier, verteilen. Das geht am besten mit einem großen Messer zum Verstreichen und einem kleinen Messer zum Reinigen des großen Messers.
Nach dem Erkalten in Stücke brechen und trocken aufbewahren.

Varianten:
- Einen Teil des Sesams durch grob gehackte Nüsse ergänzen oder ersetzen.
- Weinbeeren zufügen, sie dürfen aber nicht lange mitgaren.
- Einen Teil des Sesams durch Sonnenblumenkerne ersetzen. Diese eventuell vorher auch rösten.

Halwa / Halva

2 Teile Tahin
1 Teil Honig (fester Honig)
Zitronensaft

Tahin und Honig miteinander verrühren und zimmerwarm mit Zitronensaft beträufelt servieren. Es ist viele Monate haltbar.

Varianten:
- Mit Carob oder Kakao würzen
- Mit Vanille würzen

Marzipan

2 Teile Mandelmus
1 Teil Honig
Rosenwasser

Das Mandelmus mit dem Honig verrühren und mit Rosenwasser würzen. Es ist viele Monate haltbar.

Varianten:
- Mit Kakao würzen.
- Mit Carob würzen.

Zimtsterne

3 Eiweiße
250 ml Puderzucker
250 g Mandeln, gerieben
2 El Zimt

Das Eiweiß schaumig schlagen und den Puderzucker unterrühren. Der Eischaum sollte sehr fest sein.
Die Mandeln in eine Rührschüssel füllen und mit soviel Eischaum verrühren, dass ein fester Teig entsteht. Es bleibt Eischaum übrig, der auf die ausgestochenen Plätzchen als Baiser kommt.

Den Teig mit einem feuchten Nudelholz dick ausrollen, Formen ausstechen – es müssen nicht unbedingt Sterne sein – und diese auf ein Backblech legen. Schneller geht es, wenn man mit feuchten Händen kleine Kugeln formt und diese dann auf das Backblech legt und vorsichtig platt drückt. Zum Schluss den Eischaum auf den Plätzchen verteilen und im Ofen bei 130 °C Heißluft eher trocknen als backen.
Zimtsterne schmecken nicht nur an Weihnachten köstlich.

Varianten:

- Statt mit Zimt mit Vanille würzen.
- Statt mit Zimt mit Kakao würzen.
- Nur Eiweiß, Mandeln und Zucker verwenden.
- Mit geriebenen Haselnüssen backen.

Quittenplätzchen

100 g Quitten
80 ml Birnen- oder Apfeldicksaft
2 Eiweiß
gemahlene Haselnüsse oder Mandeln

Die Quitten zerkleinern, gar kochen und mit Hilfe einer Flotten Lotte (Passevit) pürieren. Das Eiweiß schaumig schlagen, süßen und in die erkaltete Masse einrühren. Die Masse etwa 1 cm dick auf ein mit Backpapier ausgelegtes Backblech streichen und bei 50–60 °C mehrere Stunden im Ofen trocknen. Mit einem scharfen Messer in kleine Stücke schneiden und in gemahlenen Nüssen oder Mandeln wälzen. Im Kühlschrank lagern und wegen des Eiweißes bald verzehren.

Quittenbrot / Quittenspeck

Quitten
Honig

Die Quitten kleinschneiden und mit etwas Wasser (ca. 2 cm im Kochtopf) weich kochen. Durch die Flotte Lotte (Passevit) passieren. Das Mus bei der geringst möglichen Hitze ohne Deckel kochen und nach Geschmack mit Honig süßen. Je fester es wird, desto häufiger muss gerührt werden. Das Mus wird schließlich rotbraun und zäh. Dann auf einem mit Backpapier ausgelegten Backblech etwa 1 cm dick verstreichen. An einem warmen Ort mehrere Tage trocknen lassen und wenden, sobald die Oberfläche trocken ist, dabei das Backpapier austauschen. Erst wenn das Quittenbrot ganz trocken ist, mit einem scharfen Küchenmesser Vierecke daraus schneiden und in einem luftdichten Behälter aufbewahren. Es ist viele Monate haltbar.

Pikante Naschereien

Popcorn mit Salz

1 Tasse Popcornmais
2 EL Erdnussöl
1 TL Salz

Das Erdnussöl mit dem Salz in einem Kochtopf erhitzen und so viele Maiskörner in den Topf geben, dass der Boden bedeckt ist. Den Deckel auflegen. Wenn es im Topf leise wird, ist das Popcorn fertig.

Variante:

- Statt zu salzen, das Popkorn nach dem Puffen mit Zucker süßen.

Gepuffte Reisnudeln

Reisnudeln
Erdnussöl
Salz

Einen kleinen Kochtopf etwa 3 bis 5 cm hoch mit Erdnussöl füllen und erhitzen. In das heiße Öl eine kleine Menge Reisnudeln streuen und nach wenigen Sekunden mit einer Gabel die gepufften Reisnudeln aus dem Topf holen. Schmeckt leicht gesalzen oder gesüßt als Nascherei oder pur als Suppenbeilage anstelle von gekochten Nudeln.

Varianten:
- Gepuffte Reisnudeln schmecken auch mit Zucker gesüßt.
- Kräutersalz verwenden.
- Mit Paprika, edelsüß, würzen.
- Glasnudeln aus Mungbohnen lassen sich auch puffen.

Geröstete Maronen

Frische Maronen

Die Maronen unbedingt mit einem Messer an der flachen Seite aufschlitzen, da sie sonst platzen. Auf einem Backblech verteilen und bei 180–200 °C im Backofen rösten. Die Röstzeit richtet sich nach der Größe der Maronen. Sie sind gar, wenn der Schlitz aufgesprungen ist. Sie schmecken leicht gesalzen und warm am besten.

Kartoffelchips

Kartoffeln, festkochend
Erdnussöl

Die Kartoffeln schälen und mit einem Gurkenhobel in dünne Scheiben schneiden. Die Stärke mit Wasser abspülen und die Scheiben in einem Geschirrhandtuch trocken tupfen. Das Ernussöl erhitzen und die Kartoffelscheiben in kleinen Portionen frittieren. Die fertigen Chips mit Salz und Paprika würzen und auf Küchenrollen-Papier auskühlen lassen.

Getränke

Süßer Sojatrunk

Sojatrunk
Ahornsirup

Sojatrunk nach Geschmack süßen. Eine geringe Menge Süßmittel reicht, um aus dem sonst etwas langweilig schmeckenden neutralen Sojatrunk ein leckeres Getränk zu machen. Kalt oder heiß trinken.

Bananendrink

1 Liter Sojatrunk
1–2 reife Bananen

Die Bananen zerdrücken und mit dem Handmixer oder Schneebesen mit dem Sojatrunk verquirlen. Kalt oder zimmerwarm servieren.

Variante:
- Schmeckt auch gut mit Reisdrink.

Kakaodrink

1 Bechertasse Reisdrink
1 TL Kakao
Honig oder Ahornsirup nach Geschmack

Den Reisdrink erwärmen und den Kakao einrühren. Süßen nach Geschmack. Heiß servieren.

Varianten:
- Mit Vanille abschmecken.
- Mit Zimt abschmecken.
- Mit etwas frischem Ingwer würzen.

Carobdrink

1 Bechertasse Reisdrink
1 EL Carob

Carob mit dem Schneebesen in den kalten oder heißen Reisdrink einrühren.

Sojabohnen-„Kaffee"

500 g Sojabohnen, gelb, Wasser

Dieser Kaffee-Ersatz ist koffeinfrei. Gelbe Sojabohnen 5–10 Stunden in kaltem Wasser einweichen. Das Wasser abgießen und die Bohnen auf einem Backblech verteilen. Dieses in einen auf 200 °C vorgeheizten Ofen schieben und bei leicht geöffneter Ofenklappe 30–60 Minuten hellbraun rösten. Dabei öfter die Bohnen mit einem Pfannenheber wenden.
Mit einer Kaffeemühle mahlen und wie Kaffee zubereiten.

Mandelmilch

1 Teil geschälte Mandeln
2 Teile abgekochtes kaltes Wasser
Süßmittel nach Geschmack

Die Mandeln in einen Krug geben, mit dem Wasser auffüllen und 12 Stunden in den Kühlschrank stellen. Mandeln und Süßmittel im Mixer pürieren und durch ein Haarsieb geben. Damit alle Nussreste ausgefiltert werden, den Mandeltrunk durch ein Stoff-Teesieb geben. Kühl lagern. Er hält sich im Kühlschrank 1–2 Tage und kann nicht gekocht werden, da er dann gerinnt.

Schneller Mandeldrink

1 große Tasse Tafelwasser oder gutes Leitungswasser
1 gehäufter EL Weißes Mandelmus

Das Mandelmus mit einem Schneebesen in das kalte Wasser einrühren. Nach Geschmack süßen.

Varianten auf der folgenden Seite.

Varianten:

- Statt Wasser Reisdrink verwenden.
- Mit zerdrückter Banane verfeinern.

Grüner Tee

1 TL Grünteeblätter
1 Liter heißes Wasser

Das nicht mehr sprudelnde Wasser direkt auf die Teeblätter gießen. Diese in der Kanne lassen. Wenn Ihnen der Tee nicht schmeckt, ist er möglicherweise zu stark. Gießen Sie ihn weg und gießen Sie dieselben Teeblätter erneut auf. Der zweite Aufguss ist ohnehin schmackhafter. Je nach Qualität können Sie den Tee mehrfach aufgießen.
Sie können auch ein paar Teeblätter direkt in die Tasse streuen und diese Tasse dann so oft wieder mit heißem Wasser auffüllen, bis der Tee keinen Geschmack mehr hat.

Ingwertee

1 kleines Stück Ingwer
kochendes Wasser

Schälen Sie für eine Bechertasse ein Stück Ingwer, welches in der Größe ungefähr dem Endglied des kleinen Fingers entspricht. Dieses Stück entweder durch eine Knoblauchpresse drücken oder in kleine Stücke schneiden, in die Tasse füllen und mt dem Wasser aufgießen. Auch ein zweiter Aufguss schmeckt noch gut. Der Tee muss nicht scharf schmecken.

Minilexikon, Medizin

Die folgenden Fachbegriffe stehen häufig in Arztberichten und in den Beipackzetteln von Medikamenten:

Adipositas: Fettleibigkeit
Analgetikum: Schmerzmittel
Anamnese: Vorgeschichte
Anatomie: Lehre vom Körperbau
Aneurisma: Gefäßaussackung
Angina Pectoris: Herzanfall, ausgelöst durch Verengung der Herzkranzgefäße
Angina: Verengung
Antagonist: Gegenspieler
Antiphlogistika: Medikamente gegen Entzündungen
Antirheumatika: Medikamente gegen rheumatische Erkrankungen
Apoplex: Schlaganfall
Arterien: Verteilen das sauerstoffangereicherte Blut im Körper
Arteriosklerose: Gefäßverkalkung
Arthritis: Gelenkentzündung
Arthrose: Gelenkverschleiß
Auskultation: Abhören
Blutgefäße: Sammelbegriff für Arterien und Venen
Blutverdünnung: Wird durch Medikamente herbeigeführt, damit das Blut besser durch verengte Gefäße fließt
Bradycardie: Verlangsamter Herzschlag
Carotis: Hauptschlagader (Arterie) am Hals
Cor/Cordis: Herz/des Herzens
Dehydrierung: Entwässerung
Diastole: Unterer Blutdruckwert
Dilatation: Erweiterung
Dyspnoe: Atemnot
Embolisierung: Verstopfte Kapillaren

Endogen: Im Körper selbst entstanden
Enzym: Eiweiße, die als Beschleuniger für Reaktionen im Körper dienen
Exogen: Von außen dem Körper zugefügt.
Gefäßdoppler-Untersuchung: Spezielles Ultraschallverfahren zur Untersuchung der Blutflussrichtung und -menge
Gicht: Akute oder chronische Purinstoffwechselstörung
Globuli: Homöopathische Streukügelchen
Herzkranzgefäße: Blutgefäße, die den Herzmuskel mit Blut und somit Sauerstoff versorgen
Hi: Abkürzung für Herzinfarkt
Hypertonie: Erhöhter Blutdruck
Hypotonie: Zu niedriger Blutdruck
Isthmus: Engpass
itis: Wortteil für Entzündung
Kapillare: Kleinste Blutgefäße
kardiovaskulär: Das Herz-Kreislaufsystem betreffend
Klinik: 1) Krankenhaus; 2) Kurzform für das akute Beschwerdebild eines Patienten
Knorpel: Schutzschicht zwischen den Gelenken
kongenital: Angeboren
Lipase: Fettabbau
Lipidsenker: Cholesterinsenker
Lipophil: Fettlöslich
Metabolismus: Stoffwechsel
Myocardinfarkt: Herzinfarkt
Myocarditis: Herzbeutelentzündung
Nebenwirkungen: Symptome, die bei der Einnahme eines Wirkstoffes (Medikamentes) auftreten können
Nitrospray- oder kapsel: Erweitert die Blutgefäße kurzfristig und schnell
Palpation: Tastuntersuchung
Pathogenese: Geschichte der Krankheitsentstehung
Phlebitis: Venenentzündung
Physiologie: Lehre von den normalen Körpervorgängen
post: Wortteil für nach
prae: Wortteil für vor
primär: Anfänglich, ursprünglich, erstrangig
Pul: Wortteil für Lunge
Punktion: Mit einer Hohlnadel etwas aus dem Körper entnehmen
Respiration: Atmung
Rezidiv: Wieder auftretend

RR: Abkürzung für Riva-Rocci (Erfinder des Blutdruckmessgerätes) steht für das Wort Blutdruck
Schleimbeutel: „Puffer" oder „Schalldämpfer" der Gelenke
Sedativa: Beruhigungsmittel
sekundär: Zweitrangig, nachfolgend
Sonographie: Ultraschalluntersuchung
Steroide: Gruppe der Kohlenwasserstoffe. Das wichtigste Steriod ist das Cholesterin
Stoffwechsel: Alle Vorgänge des Abbaus und der Umwandlung von Nahrung und Sauerstoff.
Symptome: Krankheitszeichen
Syndrom: Summe unterschiedlicher Krankheitszeichen
Systole: Oberer Blutdruckwert
Tachycardie: Beschleunigter Herzschlag
Thrombus: Blutgerinnsel
Vasodilatation: Gefäßerweiterung
Venen: Bringen das sauerstoffarme Blut zurück zum Herz, von wo es zur Sauerstoffanreicherung in die Lunge gepumpt wird
Viscosität: Fließfähigkeit
Wechselwirkungen: Symptome, die bei der Einnahme verschiedener Wirkstoffe (Medikamente) auftreten können

Anbauweisen und Diäten

Demeter: Mit Kompost gedüngt und nach Aussaatkalender angebaut. Wird auch biologisch dynamisch genannt.
KbA: Kontrolliert biologischer Anbau.
Konventionell angebaut: Nicht unter biologischen Gesichtspunkten angebaut.
Vegetarisch: ohne Fleisch, genauer:
- **lakto-vegetabil:** ohne Fleisch, Fisch und Ei; Milch wird gegessen.
- **ovo-laktovegetabil:** ohne Fleisch und Fisch; Milch und Ei wird gegessen.
- **vegan:** ohne jegliche Tierprodukte, auch ohne Honig.

Glutenfei: Getreide ohne Klebeeiweiß, wie es im Weizen, Roggen, Gerste, Dinkel, Kamut Grünkern und Einkorn enthalten ist. Wichtig für Menschen mit Zöliakie/Sprue/Getreideallergie.
Fruktosefrei: Lebensmittel ohne Fruchtzucker. Für Menschen mit einer Fruktoseintoleranz wichtig.

Laktosefrei: Lebensmittel ohne Milchzucker. Menschen mit einer Laktoseintoleranz oder Milchallergie müssen sich so ernähren.
Makrobiotisch: Ernährung nach einer asiatischen Lehre. War in den 1970er Jahren in Mode, ist gleichzeitig cholesterinarm.
Purinarm: Lebensmittel, die den Purinstoffwechsel erhöhen werden gemieden. Bei Gicht notwendig.

Adressen

Mehr über meine Bücher:
www.nora-kircher.de
www.haedecke-verlag.de
www.kulturgut-alteschmiede.de

Weitere Internetadressen
www.biomarkt-versand.de
www.natur.com
www.e-biomarkt.de

Stichwortverzeichnis

Rezeptverzeichnis

Notizen

In derselben Reihe erschienen:

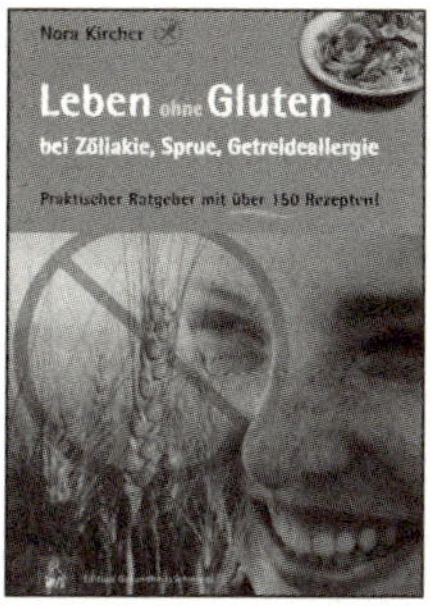

Leben ohne Gluten
von Nora Kircher

Praktischer Rategeber mit
über 150 Rezepten
186 Seiten
ISBN 978-3-7750-0709-2

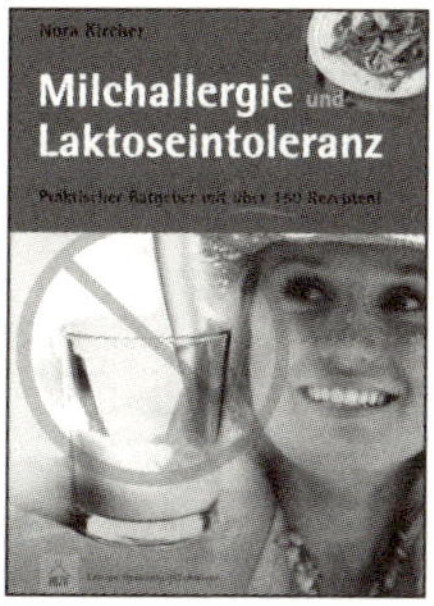

Milchallergie
und Laktoseintoleranz
von Nora Kircher

Praktischer Ratgeber mit
über 150 Rezepten
175 Seiten
ISBN 978-3-7750-0710-8

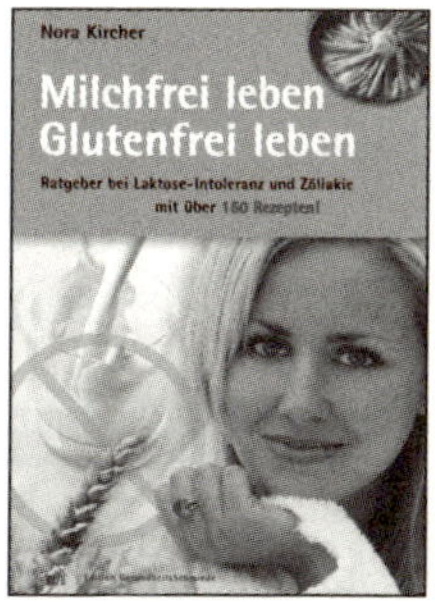

Milchfrei leben
Glutenfrei leben
von Nora Kircher

Ratgeber bei Laktose-
intoleranz und Zöliakie
– mit über 150 Rezepten
128 Seiten
ISBN 978-3-7750-0711-5

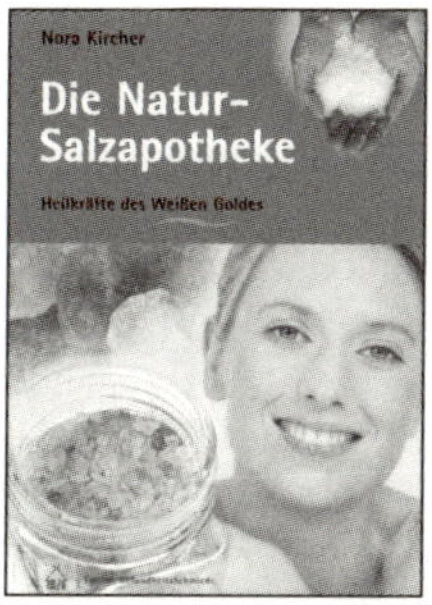

Die Natursalz-Apotheke
von Nora Kircher

Heilkräfte des weißen
Goldes. Unterschiede
und Wirkungen der
verschiedenen (Kristall-)
Salze.
96 Seiten
ISBN 978-3-7750-0712-2

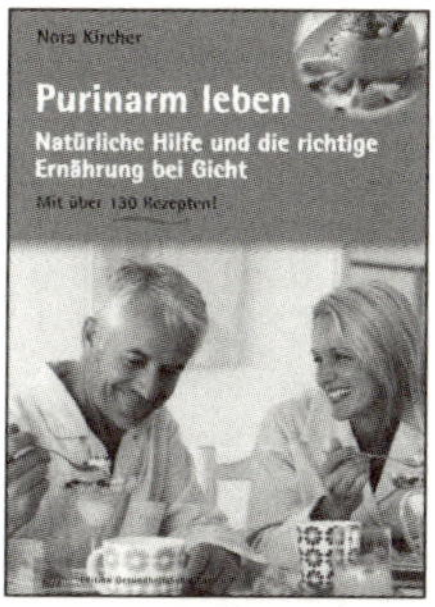

Purinarm leben
von Nora Kircher

Natürliche Hilfe und die
richtige Ernährung bei
Gicht – mit über 130
Rezepten
134 Seiten
ISBN 978-3-7750-0713-9

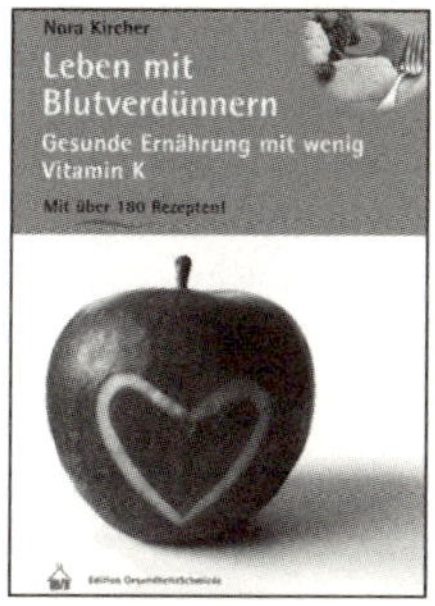

Leben mit
Blutverdünnern
von Nora Kircher

Praktische Hilfe und
über 150 Rezepte für
die richtige, Vitamin-K-
arme Ernährung
179 Seiten
ISBN 978-3-7750-0715-3

Die Buchreihe der Edition GesundheitsSchmiede gibt kompetenten Rat und praxisnahe Informationen einer erfahrenen Heilpraktikerin. Viele einfache Rezepte und Tipps für den Alltag helfen den Betroffenen, ein Stück Lebensqualität zurück zu gewinnen. Alle Bücher sind im Buchhandel erhältlich.

Es muss nicht immer Fleisch sein:

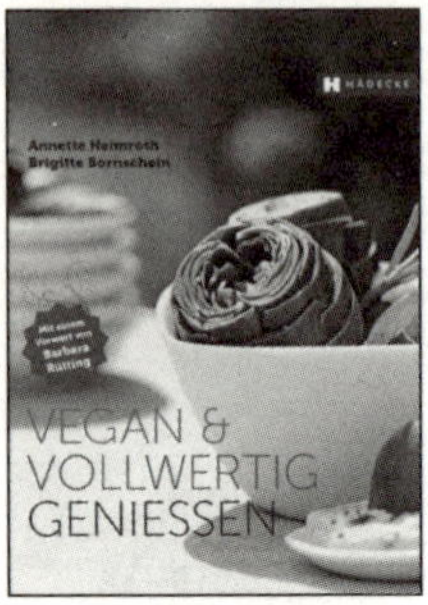

Vegan & vollwertig genießen
von Annette Heimroth und Brigitte Bornschein

Rezepte mit doppeltem Effekt, ohne tierische Produkte und ernährungstechnisch einwandfrei: Genuss vom Frühstück bis zum Abendessen! Suppen, Hauptgerichte, Beilagen, Desserts, Süßspeisen und Kuchen – genussvolle Gerichte, bestens geeignet für Einsteiger, ganz ohne Ei, Milch oder Honig.
216 Seiten mit 90 Farbfotos
ISBN 978-3-7750-0573-9

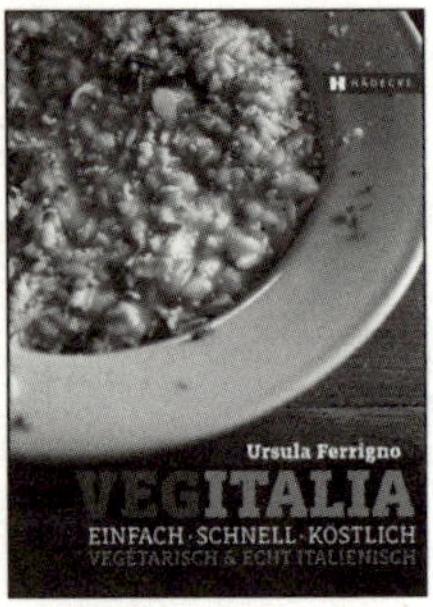

VegItalia
von Ursula Ferrigno
Vegetarisch & echt italienisch, schnell – einfach – köstlich

Quer durch den italienischen Gemüsegarten führt diese klassische Sammlung authentischer Spezialitäten mit rund 125 überlieferten Familien-Rezepten – eine appetitanregende Auswahl vegetarischer Köstlichkeiten, die leicht und stressfrei zubereitet werden können und die durch ihren Geschmack und gute Bekömmlichkeit überzeugen. Mediterran kochen für das Herz!
224 Seiten mit 130 Farbfotos
ISBN 978-3-7750-0575-3

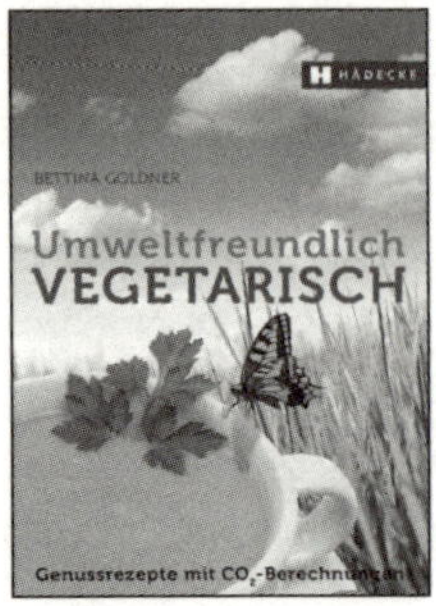

Umweltfreundlich vegetarisch
von Bettina Goldner

Wegweisend vegetarisch: Rezepte, die bewusst nach den Kriterien der Umwelt- und Klimafreundlichkeit ausgewählt wurden, die hervorragend schmecken und uns gut tun, denn sie sind cholesterinarm, vitaminreich und einfach gesund. Wie klimafreundlich die Gerichte sind, belegen die CO_2-Berechnungen bei jedem Rezept. Gesunder Genuss unter neuem Aspekt!
152 Seiten mit 63 Farbfotos und 78 Grafiken
ISBN 978-3-7750-0561-6

Ausführliche Informationen über Kochbücher zur gesunden Ernährung und naturmedizinisch orientierte Ratgeber erhalten Sie bei
Hädecke Verlag, D-71256 Weil der Stadt,
Tel. ++49(0)7033-138080/Fax -1380813
www.haedecke-verlag.de